中医四小经典（便携诵读本）

汤头歌诀

清·汪昂 著

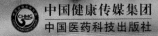

中国健康传媒集团
中国医药科技出版社

图书在版编目（CIP）数据

汤头歌诀／（清）汪昂著.—北京：中国医药
科技出版社，2016.8
（中医四小经典：便携诵读本）
ISBN 978 - 7 - 5067 - 8568 - 6

Ⅰ.①汤… Ⅱ.①汪… Ⅲ.①方歌 - 汇编
Ⅳ.①R289.4

中国版本图书馆 CIP 数据核字（2016）第 165116 号

美术编辑　陈君杞
版式设计　郭小平

出版　**中国健康传媒集团**｜中国医药科技出版社
地址　北京市海淀区文慧园北路甲 22 号
邮编　100082
电话　发行：010 - 62227427　邮购：010 - 62236938
网址　www. cmstp. com
规格　889 × 1194mm $\frac{1}{64}$
印张　2 $\frac{7}{8}$
字数　53 千字
版次　2016 年 8 月第 1 版
印次　2023 年 6 月第 10 次印刷
印刷　廊坊市海玉印刷有限公司
经销　全国各地新华书店
书号　ISBN 978 - 7 - 5067 - 8568 - 6
定价　**10.00 元**

获取新书信息、投稿、
为图书纠错，请扫码
联系我们。

内容简介

本书为中医四小经典之一，为清代名医汪昂老年所作。全书选录中医经验成方300余首，编成七言歌诀，并从方剂主治、组成、配伍、剂量等方面予以简要注释。其内容简明扼要，音韵工整，便于初学者习诵，是一部流传较广的方剂学著作。书末附《续编汤头歌诀》，以补充《汤头歌诀》之不足。

序

古人治病，药有君臣，方有奇偶，剂有大小，此汤头所由来也。仲景为方书之祖，其《伤寒论》中，既曰太阳证、少阳证、太阴证、少阴证，而又曰麻黄证、桂枝证、柴胡证、承气证等，不以病名病，而以药名病，明乎因病施药，以药合证，而后用之，岂苟然而已哉！今人不辨证候，不用汤头，率意任情，治无成法，是犹制器而废准绳、行阵而弃行列，欲以已病却疾，不亦难乎？

盖古人制方，佐使君臣，配合恰当，从治正治，意义深长，如金科玉律，以为后人楷则，惟在善用者神而明之，变而通之，如淮阴背水之阵，诸将疑其不合兵法，而不知其正在兵法之中也。

旧本《汤头歌诀》，辞多鄙率，义弗赅明，难称善本，不揣愚瞽，重为编辑，并以所主病证括之歌中，间及古人用药制方之意，某病某汤，门分义悉，理法兼备，体用具全，千古心传，端在于此，实医门之正宗，活人彀率也。

然古方甚多，难以尽录，量取便用者，得歌二百首，正方附方共三百有奇，盖益易则易知，简则易从，以此提纲挈领，苟能触类旁通，可应无穷之变也，是在善读者加之意耳。

康熙甲戌夏月休宁八十老人汪昂题

目录

汤头歌诀 …………………………………… 1

一、补益之剂（十首，附方七）…… 1

　四君子汤 ………………………………… 1

　升阳益胃汤 ……………………………… 2

　黄芪鳖甲散 ……………………………… 2

　秦艽鳖甲散 ……………………………… 3

　秦艽扶羸汤 ……………………………… 3

　紫菀汤 …………………………………… 4

　百合固金汤 ……………………………… 5

　补肺阿胶散 ……………………………… 5

　小建中汤 ………………………………… 6

　益气聪明汤 ……………………………… 7

二、发表之剂（十四首，附方八）…… 7

麻黄汤 ………………………………… 7

桂枝汤 ………………………………… 8

大青龙汤 ……………………………… 8

小青龙汤 ……………………………… 9

葛根汤 ………………………………… 10

升麻葛根汤 …………………………… 10

九味羌活汤 …………………………… 11

十神汤 ………………………………… 12

神术散 ………………………………… 13

麻黄附子细辛汤 ……………………… 14

人参败毒散 …………………………… 14

再造散 ………………………………… 15

麻黄人参芍药汤 ……………………… 16

神白散 ………………………………… 17

三、攻里之剂（七首　附方四）…… 17

大承气汤 ……………………………… 17

小承气汤 ……………………………… 18

调胃承气汤 …………………………… 19

木香槟榔丸 …………………… 19

枳实导滞丸 …………………… 20

温脾汤 ………………………… 21

蜜煎导法 ……………………… 21

四、涌吐之剂（二首　附方六） … 22

瓜蒂散 ………………………… 23

稀涎散 ………………………… 24

五、和解之剂（九首　附方五） …… 24

小柴胡汤 ……………………… 24

四逆散 ………………………… 25

黄连汤 ………………………… 26

黄芩汤 ………………………… 26

逍遥散 ………………………… 27

藿香正气散 …………………… 28

六和汤 ………………………… 29

清脾饮 ………………………… 30

痛泻要方 ……………………… 30

六、表里之剂（八首　附方五） … 31

大柴胡汤 …………………… 31

防风通圣散 …………………… 32

五积散 …………………… 33

葛根黄芩黄连汤 …………… 34

参苏饮 …………………… 34

茵陈丸 …………………… 35

大羌活汤 …………………… 36

三黄石膏汤 …………………… 37

七、消补之剂（七首 附方六）…… 38

平胃散 …………………… 38

保和丸 …………………… 39

健脾丸 …………………… 39

参苓白术散 …………………… 40

枳实消痞丸 …………………… 40

鳖甲饮子 …………………… 41

葛花解醒汤 …………………… 41

八、理气之剂（十一首 附方八）… 42

补中益气汤 …………………… 42

乌药顺气汤 ……………… 43

越鞠丸 …………………… 44

苏子降气汤 ……………… 45

四七汤 …………………… 45

四磨汤 …………………… 46

代赭旋覆汤 ……………… 47

绀珠正气天香散 ………… 47

橘皮竹茹汤 ……………… 48

丁香柿蒂汤 ……………… 48

定喘汤 …………………… 49

九、理血之剂（十三首　附方七）… 49

四物汤 …………………… 49

人参养荣汤 ……………… 50

归脾汤 …………………… 51

当归四逆汤 ……………… 51

养心汤 …………………… 53

桃仁承气汤 ……………… 53

犀角地黄汤 ……………… 54

咳血方 …………………………… 54

秦艽白术丸 ……………………… 55

槐花散 …………………………… 56

小蓟饮子 ………………………… 56

四生丸 …………………………… 56

复元活血汤 ……………………… 57

十、祛风之剂（十二首　附方四）… 57

小续命汤 ………………………… 57

大秦艽汤 ………………………… 58

三生饮 …………………………… 59

地黄饮子 ………………………… 60

独活汤 …………………………… 61

顺风匀气散 ……………………… 62

上中下通用痛风汤 ……………… 62

独活寄生汤 ……………………… 63

消风散 …………………………… 64

川芎茶调散 ……………………… 65

青空膏 …………………………… 66

人参荆芥散　……………………　66

十一、祛寒之剂（十二首，附方二）

……………………………………　67

理中汤　………………………　67

真武汤　………………………　67

四逆汤　………………………　68

白通加人尿猪胆汁汤　…………　69

吴茱萸汤　……………………　69

益元汤　………………………　70

回阳救急汤　…………………　70

四神丸　………………………　71

厚朴温中汤　…………………　72

导气汤　………………………　72

疝气方　………………………　73

橘核丸　………………………　73

十二、祛暑之剂（五首　附方十）……　74

三物香薷饮　…………………　74

清暑益气汤　…………………　75

缩脾饮 …………………………… 76

生脉散 …………………………… 77

六一散 …………………………… 77

十三、利湿之剂（十三首 附方八） … 78

五苓散 …………………………… 78

小半夏加茯苓汤 ………………… 79

肾着汤 …………………………… 79

舟车丸 …………………………… 80

疏凿饮子 ………………………… 81

实脾饮 …………………………… 81

五皮饮 …………………………… 82

羌活胜湿汤 ……………………… 82

大橘皮汤 ………………………… 83

茵陈蒿汤 ………………………… 84

八正散 …………………………… 85

萆薢分清汤 ……………………… 85

当归拈痛汤 ……………………… 86

十四、润燥之剂（十三首 附方二）

…………………………………… 87

炙甘草汤 …………………… 87

滋燥养荣汤 ………………… 88

活血润燥生津饮 …………… 88

润肠丸 ……………………… 88

韭汁牛乳饮 ………………… 89

通幽汤 ……………………… 89

搜风顺气丸 ………………… 90

消渴方 ……………………… 91

白茯苓丸 …………………… 91

猪肾荠苨汤 ………………… 92

地黄饮子 …………………… 92

酥蜜膏酒 …………………… 93

清燥汤 ……………………… 93

十五、泻火之剂（二十七首　附方九）

………………………………… 94

黄连解毒汤 ………………… 94

附子泻心汤 ………………… 95

半夏泻心汤 ………………… 96

白虎汤 ·················· 96

竹叶石膏汤 ·················· 97

升阳散火汤 ·················· 97

凉膈散 ·················· 98

清心莲子饮 ·················· 99

甘露饮 ·················· 99

清胃散 ·················· 100

泻黄散 ·················· 100

钱乙泻黄散 ·················· 101

泻白散 ·················· 101

泻青丸 ·················· 102

龙胆泻肝汤 ·················· 102

当归龙荟丸 ·················· 103

左金丸 ·················· 104

导赤散 ·················· 104

清骨散 ·················· 105

普济消毒饮 ·················· 105

清震汤 ·················· 106

桔梗汤 …………………… 107

清咽太平丸 ……………… 108

消斑青黛饮 ……………… 108

辛夷散 …………………… 109

苍耳散 …………………… 109

妙香散 …………………… 110

十六、除痰之剂（十首　附方五）

………………………… 111

二陈汤 …………………… 111

涤痰汤 …………………… 112

青州白丸子 ……………… 112

清气化痰丸 ……………… 113

常山饮 …………………… 113

滚痰丸 …………………… 114

金沸草散 ………………… 115

半夏天麻白术汤 ………… 115

顺气消食化痰丸 ………… 116

截疟七宝饮 ……………… 117

十七、收涩之剂（九首　附方二）

··· 117

金锁固精丸 ······························ 117

茯菟丹 ····································· 118

治浊固本丸 ······························ 118

诃子散 ····································· 119

桑螵蛸散 ·································· 120

真人养脏汤 ······························ 120

当归六黄汤 ······························ 121

柏子仁丸 ·································· 122

牡蛎散 ····································· 122

十八、杀虫之剂（二首）············ 123

乌梅丸 ····································· 123

化虫丸 ····································· 123

十九、痈疡之剂（六首　附方二）

··· 124

真人活命饮 ······························ 124

金银花酒 ·································· 125

托里十补散 …………………… 125

托里温中汤 …………………… 126

托里定痛汤 …………………… 126

散肿溃坚汤 …………………… 127

二十、经产之剂（十二首　附方二十二）

…………………… 128

妊娠六合汤 …………………… 128

胶艾汤 …………………… 130

当归散 …………………… 131

黑神散 …………………… 131

清魂散 …………………… 132

羚羊角散 …………………… 132

当归生姜羊肉汤 ……………… 133

达生散 …………………… 133

参术饮 …………………… 134

牡丹皮散 …………………… 134

固经丸 …………………… 135

柏子仁丸 …………………… 136

二十一、便用杂方 …………… 136

　　望梅丸 ……………………… 136

　　骨灰固齿牙散 ……………… 137

　　软脚散 ……………………… 137

　　稀痘神方 …………………… 137

附：续编汤头歌诀 ……………… 140

一、补益之剂 ………………… 140

二、发表之剂 ………………… 142

三、攻里之剂 ………………… 143

四、和解之剂 ………………… 144

五、理气之剂 ………………… 145

六、理血之剂 ………………… 146

七、祛风之剂 ………………… 147

八、祛寒之剂 ………………… 148

九、利湿之剂 ………………… 149

十、润燥之剂 ………………… 151

十一、泻火之剂 ……………… 152

十二、除痰之剂 ……………… 154

十三、收涩之剂 …………………… 155

十四、杀虫之剂 …………………… 156

十五、痈疡之剂 …………………… 157

十六、经产之剂 …………………… 158

十七、幼科 ………………………… 161

汤头歌诀

一、补益之剂（十首，附方七）

四君子汤（《局方》）助阳

四君子汤中和义，参术茯苓甘草比；
益以夏陈名六君，祛痰补气阳虚弭；
除却半夏名异功，或加香砂胃寒使。

人参、白术、茯苓各二钱，甘草一钱，气味中和，故名君子。加半夏、陈皮，名六君子汤。二陈除痰，四君补气，脾弱阳虚宜之。六君子汤减半夏，名异功散（钱氏）。加木香、砂仁行气温中，名香砂六君汤。

升阳益胃汤（东垣）升阳益胃

升阳益胃参术芪，黄连半夏草陈皮；

苓泻防风羌独活，柴胡白芍枣姜随。

黄芪二两，人参、半夏、炙甘草各一钱，羌活、独活、防风、白芍（炒）各五钱，陈皮四钱，白术、茯苓、泽泻、柴胡各三钱，黄连二钱，每服三钱，加姜、枣煎。六君子助阳补脾除痰，重用黄芪补气固胃，柴胡、羌活除湿升阳，泽泻、茯苓泄热降浊，加芍药和血敛阴，少佐黄连以退阴火。

按：东垣治疗首重脾胃，而益胃又以升阳为先，故每用补中上升下渗之药。此方补中有散，发中有收，脾胃诸方多从昉此也。

黄芪鳖甲散（罗谦甫）劳热

黄芪鳖甲地骨皮，艽菀参苓柴半知；

地黄芍药天冬桂，甘桔桑皮劳热宜。

治虚劳骨蒸，晡热咳嗽，食少盗汗。黄芪、鳖甲、天冬各五钱，地骨、秦艽、茯苓、柴胡各三钱，紫菀、半夏、知母、生地、白芍、桑皮、炙草各二钱半，人参、肉桂、桔梗各钱半，每服一两，加姜煎。鳖甲、天冬、知、芍补水养阴，参、芪、桂、苓、甘草固卫助阳，桑、桔泄肺热，菀、夏理痰嗽，艽、柴、地骨退热升阳，为表里气血交补之剂。

秦艽鳖甲散　风劳

秦艽鳖甲治风劳，地骨柴胡及青蒿；

当归知母乌梅合，止嗽除蒸敛汗高。

鳖甲、地骨皮、柴胡各一两，青蒿五钱，秦艽、当归、知母各五钱，乌梅五钱，治略同前，汗多倍黄芪。此方加青蒿、乌梅皆敛汗退蒸之义。

秦艽扶羸汤　（《直指》）肺劳

秦艽扶羸鳖甲柴，地骨当归紫菀偕；

半夏人参兼炙草，肺劳蒸嗽合之谐。

治肺痿骨蒸，劳嗽声嗄，自汗体倦。柴胡二钱，秦艽、鳖甲、地骨、当归、人参各钱半，紫菀、半夏、甘草（炙）各一钱，加姜、枣煎。

按：黄芪鳖甲散，盖本此方除当归加余药，透肌解热，柴胡、秦艽、干葛为要剂，故骨蒸方中多用之。此方虽表里交治，而以柴胡为君。

紫菀汤 （海藏） 肺劳

紫菀汤中知贝母，参苓五味阿胶偶；

再加甘桔治肺伤，咳血吐痰劳热久。

治肺伤气极，劳热咳嗽，吐痰吐血，肺痿肺痈。紫菀、知母、象贝、阿胶各二钱，人参、茯苓、甘草、桔梗各五分，五味十二粒。一方加莲肉。以保肺止嗽为君，故用阿胶、五味；以清火化痰为臣，故用知母、贝母；佐以参、苓、甘草扶土以生金；使以桔梗上浮而利膈。

百合固金汤 （赵蕺庵）肺伤咳血

百合固金二地黄，玄参贝母桔甘藏；

麦冬芍药当归配，喘咳痰血肺家伤。

生地二钱，熟地三钱，麦冬钱半，贝母、百合、当归、白芍、甘草各一钱，玄参、桔梗各八分。火旺则金伤，故以玄参、二地助肾滋水，麦冬、百合保肺安神，芍药、当、地平肝养血，甘、桔、贝母清金化痰，皆以甘草培本，不欲以苦寒伤生发之气也。

补肺阿胶散 （钱氏）止嗽生津

补肺阿胶马兜铃，鼠粘甘草杏糯停；

肺虚火盛人当服，顺气生津嗽哽宁。

阿胶两半，马兜铃、焙鼠粘子（炒）、甘草（炙）、糯米各一两，杏仁七钱。牛蒡利膈滑痰，杏仁降气润嗽。

李时珍曰：马兜铃非取其补肺，取其

清热降气，肺自安也。其中阿胶、糯米乃补肺之圣药。

小建中汤（仲景）建中散寒

小建中汤芍药多，桂姜甘草大枣和；

更加饴糖补中藏，虚劳腹冷服之瘥；

增入黄芪名亦尔，表虚身痛效无过；

又有建中十四味，阴斑劳损起沉疴；

十全大补加附子，麦夏苁蓉仔细哦。

桂枝加芍药汤，再加饴糖名建中。芍药六两，桂枝、生姜各三两，甘草一两，枣十二枚，饴糖一升。再加黄芪两半名黄芪建中汤。《金匮》若除饴糖，则名黄芪五物汤，不名建中矣。今人用建中者，绝不用饴糖，何哉？

亦有阴证发斑者，淡红隐隐散见肌表，此寒伏于下，逼其无根之火熏肺而然，若服寒药立死。

十全大补汤加附子、麦冬、半夏、肉

苁蓉，名十四味，除茯苓、白术、麦冬、川芎、熟地、肉苁蓉，名八味大建中汤。治同。

益气聪明汤 （东垣）聪耳明目

益气聪明汤蔓荆，升葛参芪黄柏并；
更加芍药炙甘草，耳聋目障服之清。

参、芪各五钱，蔓荆子、葛根各三钱，黄柏、白芍各二钱，升麻钱半，炙草一钱，每服四钱。人之中气不足，清阳不升，则耳目不聪明。蔓荆、升、葛升其清气，参、芪、甘草补其中气，而以芍药平肝木，黄柏滋肾水也。

二、发表之剂（十四首，附方八）

麻黄汤 （仲景）寒伤营无汗

麻黄汤中用桂枝，杏仁甘草四般施；
发热恶寒头项痛，伤寒服此汗淋漓。

麻黄（去节）三两，桂枝二两，杏仁

七十枚（去皮尖），甘草（炙）一两。伤寒太阳表证无汗用此发之。麻黄善发汗，恐其力猛，故以桂枝监之，甘草和之，不令大发也。

按：麻、桂二汤虽治太阳证，而先正每云皆肺药，以伤寒必自皮入，而桂、麻又入肺经也。

桂枝汤 （仲景）风伤卫有汗

桂枝汤治太阳风，芍药甘草姜枣同；
桂麻相合名各半，太阳如疟此为功。

桂枝、芍药、生姜各三钱，炙草三两，大枣十二枚。治太阳中风有汗，用此解肌，以和营卫。中犹伤也，仲景《伤寒论》通用。

桂枝、麻黄二汤相合，名桂枝麻黄各半汤，热多寒少如疟状者宜之。

大青龙汤 （仲景）两解伤寒

大青龙汤桂麻黄，杏草石膏姜枣藏；

太阳无汗兼烦躁，风寒两解此为良。

麻黄六两，桂枝、炙草各三两，杏仁四十枚，石膏鸡子大，生姜三两，大枣十二枚。

烦为阳、为风，躁为阴、为寒，必太阳证兼烦躁者方用之。以杏、草佐麻黄发表，以姜、枣佐桂枝解肌，石膏质重泻火，气轻亦达肌表，义取青龙者，龙兴而云升雨降，郁热顿除，烦躁乃解也。若少阴烦躁而误服此则逆。

麻黄汤治寒，桂枝汤治风，大青龙兼风寒而两解之。

陶节庵曰：此汤险峻，今人罕用。

小青龙汤（仲景）太阳行水发汗

小青龙汤治水气，喘咳呕哕渴利慰；
姜桂麻黄芍药甘，细辛半夏兼五味。

太阳表证未解，心下有水气者用之。或喘、或咳、或呕、或哕、或渴、或利、或短气、或小便闭，皆水气内积所致。

干姜、桂枝、麻黄、芍药（酒炒）、炙草、细辛各二两，半夏、五味子各半升。桂枝解表使水从汗泄，芍药敛肺以收喘咳，姜、夏、细辛润肾行水以止渴呕，亦表里分消之意。

葛根汤（仲景）太阳无汗恶风

葛根汤内麻黄裹，二味加入桂枝汤；

轻可去实因无汗，有汗加葛无麻黄。

桂枝、芍药、炙草各二两，姜三两，枣十二枚，此桂枝汤也，加葛根四两，麻黄三两。

中风表实，故汗不得出。《十剂》曰：轻可去实，葛根、麻黄之属是也。

去麻黄，名桂枝加葛根汤，仲景治太阳有汗恶风。

升麻葛根汤（钱乙）阳明升散

升麻葛根汤钱氏，再加芍药甘草是；

阳明发热与头疼，无汗恶寒均堪倚；

亦治时疫与阳斑，痘疹已出慎勿使。

升麻三钱，葛根、芍药各二钱，炙草一钱。轻可去实、辛能达表，故用升麻发散阳明表邪；阳邪盛则阴气虚，故加芍药敛阴和血；升麻、甘草升阳解毒，故亦治时疫。

治阳明发热、头疼、无汗、恶寒及目痛、鼻干、不得卧等症。

痘疹已出，不宜用，恐升散重虚其表也。

九味羌活汤（张元素）解表通剂

九味羌活用防风，细辛苍芷与川芎；

黄芩生地同甘草，三阳解表益姜葱；

阴虚气弱人禁用，加减临时在变通。

羌活、防风、苍术各钱半，白芷、川芎、黄芩、生地、甘草各一钱，细辛五分，加生姜、葱白煎。

洁古制此汤，以代麻黄、桂枝、青龙、各半等汤。用羌、防、细、苍、芎、芷各走一经，祛风散寒为诸路之应兵；加黄芩泄气分之热，生地泄血中之热，甘草以调和诸药。然黄芩、生地寒滞，未可概施，用时宜审。

十神汤（《局方》）时行瘟疫

十神汤里葛升麻，陈草芎苏白芷加；
麻黄赤芍兼香附，时行感冒效堪夸。

葛根、升麻、陈皮、甘草、川芎、紫苏、白芷、麻黄、赤芍、香附等份，加姜、葱煎。治风寒两感，头痛发热，无汗恶寒，咳嗽鼻塞。芎、麻、升、葛、苏、芷、香附辛香利气，发表散寒；加芍药者，敛阴气于发汗之中；加甘草者，和阳气于疏利之队也。

吴绶曰：此方用升麻、干葛能解阳明瘟疫时气，若太阳伤寒发热用之，则引邪入阳明传变发斑矣。慎之！

神术散 （《局方》） 散风寒湿

神术散用甘草苍，细辛藁本芎芷羌；

各走一经祛风湿，风寒泄泻总堪尝；

太无神术即平胃，加入菖蒲与藿香；

海藏神术苍防草，太阳无汗代麻黄；

若以白术易苍术，太阳有汗此汤良。

苍术二两，炙草、细辛、藁本、白芷、川芎、羌活各一两，每服四钱，生姜、葱白煎。

各走一经祛风湿：太阴苍术，少阴细辛，厥阴、少阳川芎，太阳羌活、藁本，阳明白芷，此方与九味羌活汤意同，加藁本，除黄芩、生地、防风，较羌活汤更稳。

太无（太无，丹溪之师）神术散，即平胃散加菖蒲、藿香。陈皮为君二钱，苍术、厚朴各一钱，炙草、菖蒲、藿香各钱半，治岚瘴，瘟疫时气。

海藏神术散,苍术、防风各二两,炙草一两,用代仲景麻黄汤,治太阳伤寒无汗。若此方以白术易苍术,名白术汤,用代桂枝汤,治太阳伤风有汗。二术主治略同,特有止汗发汗之异。

麻黄附子细辛汤(仲景)少阳表证

麻黄附子细辛汤,发表温经两法彰;

若非表里相兼治,少阴反热曷能康。

麻黄、细辛各二两,附子一枚(炮)。麻黄发太阳之汗,附子温少阴之经,细辛为肾经表药,联属其间。

少阴证脉沉属里,当无热,今反发热,为太阳表证未除。

人参败毒散(《活人》)暑湿热时行

人参败毒茯苓草,枳桔柴前羌独芎;

薄荷少许姜三片,时行感冒有奇功;

去参名为败毒散,加入消风治亦同。

毒,即湿热也。人参、茯苓、枳壳、

桔梗、柴胡、前胡、羌活、独活、川芎各一两，甘草五钱，每服二两，加薄荷、生姜煎。羌活理太阳游风，独活理少阴伏风，兼能去湿除痛，川芎、柴胡和血升清，枳壳、前胡行痰降气，甘、桔、参、苓清肺强胃，辅正匡邪也。喻嘉言曰：暑、湿、热三气门中，推此方为第一，俗医减却人参，曾与他方有别耶？

合消风散（见风门），名消风败毒散。

再造散（节庵）阳虚不能作汗

再造散用参芪甘，桂附羌防芎芍参；

细辛加枣煨姜煎，阳虚无汗法当谙。

人参、黄芪、甘草、川芎、白芍（酒炒）、羌活、防风、桂枝、附子（炮）、细辛、煨姜、大枣煎。以参、芪、甘、姜、桂、附大补其阳虚，羌、防、芎、细散寒发表，加芍药者，于阳中敛阴，散中有收也。

陶节庵曰：发热头痛，恶寒无汗，服汗剂汗不出者为阳虚，不能作汗者名无阳证，庸医不识，不论时令，遂以升麻重剂动取其汗，误人死者多矣。又曰：人第知参、芪能止汗，而不知其能发汗，以在表药队中，则助表药而解散也。

麻黄人参芍药汤 （东垣）内虚感寒

麻黄人参芍药汤，桂枝五味麦冬襄；
归芪甘草汗兼补，虚人外感服之康。

麻黄、芍药、黄芪、归身、甘草（炙）各一钱，人参、麦冬各三分，桂枝五分，五味五粒。东垣治一人内蕴虚热，外感大寒而吐血，法仲景麻黄汤加补剂制此方，一服而愈。

原解曰：麻黄散外寒，桂枝补表虚，黄芪实表益卫，人参益气固表，麦冬、五味保肺气，甘草补脾，芍药安太阳，当归和血养血。

神白散（《卫生家宝》）一切风寒

神白散用白芷甘，姜葱淡豉与相参；

一切风寒皆可服，妇人鸡犬忌窥探；

《肘后》单煎葱白豉，用代麻黄功不惭。

白芷一两，甘草五钱，淡豉五十粒，姜三片，葱白三寸。煎服取汁。煎要至诚，服乃有效。

《肘后》单煎葱一握，豉一升，名葱豉汤。伤寒初觉头痛身热，便宜服之，可代麻黄汤。

三、攻里之剂（七首　附方四）

大承气汤（仲景）胃腑三焦大热大实

大承气汤用芒硝，枳实大黄厚朴饶；

救阴泄热功偏擅，急下阳明有数条。

大黄四两（酒洗），芒硝三合，厚朴八两，枳实五枚。大黄治大实，芒硝治大燥大坚，二味治无形血药；厚朴治大满，枳实治痞，二味治有形气药。热毒传入阳明胃腑，痞满燥实全见，杂症三焦实热并须以此下之。胃为水谷之海，土为万物之母，四旁有病皆能传入胃，已入胃腑则不复传他经矣。

陶节庵曰：伤寒热邪传里，须看热气浅深用药，大承气最紧，小承气次之，调胃又次之，大柴胡又次之。盖恐硝性燥急，故不轻用。

小承气汤（仲景）胃腑实满

小承气汤朴实黄，谵狂痞硬上焦强；

益以羌活名三化，中气闭实可消详。

大黄四两，厚朴二两（姜炒），枳实三枚（麸炒）。

热在上焦则满，在中焦则硬，胃有燥粪则谵语。不用芒硝者，恐伤下焦真阴也。

用承气治二便，加羌活（名三化汤）

治风，中风体实者可偶用，然涉虚者多不可轻投。

调胃承气汤（仲景）胃实缓攻

调胃承气硝黄草，甘缓微和将胃保；

不用朴实伤上焦，中焦燥实服之好。

大黄（酒浸）、芒硝各一两，甘草（炙）五钱。用甘草，甘以缓之，微和胃气，勿令大泄下。不用厚朴、枳实恐伤上焦氤氲之气也。

木香槟榔丸（张子和）一切实积

木香槟榔青陈皮，枳壳柏连棱莪随；

大黄黑丑兼香附，芒硝水丸量服之；

一切实积能推荡，泻痢实疟用咸宜。

木香、槟榔、青皮（醋炒）、陈皮（壳炒）、黄柏（酒炒）、黄连（吴茱萸汤炒）、三棱、莪术并醋煎各五钱，大黄（酒浸）一两，香附、牵牛各二两，芒硝水丸，量虚实服。木香、香附、青、陈、枳壳利气宽肠，黑牵牛、槟榔下气尤速，气行得则无痞满后重之患矣，连、柏燥湿清热，棱、莪行气破血，硝、黄去血中伏热，并为推坚峻品，湿热积滞去则二便调而三焦通泰矣。盖宿垢不净，清阳终不得升，亦通因通用之义也。

枳实导滞丸（东垣）湿热积滞

枳实导滞首大黄，芩连曲术茯苓勷；

泽泻蒸饼糊丸服，湿热积滞力能攘；

若还后重兼气滞，木香导滞加槟榔。

大黄一两，枳实（麸炒）、黄芩（酒炒）、黄连（酒炒）、神曲（炒）各五钱，白术（土炒）、茯苓各三钱，泽泻二钱，蒸饼糊丸，量虚实服之。黄、枳实荡热荡积，芩、连佐之以清热，苓、泽佐之以利湿，神曲佐之以消食，又恐苦寒力峻，故加白术补土固中。

温脾汤（《千金》）温药攻下

温脾参附与干姜，甘草当归硝大黄；

寒热并行治寒积，脐腹绞结痛非常。

人参、附子、甘草、芒硝各一两，大黄五两，当归、干姜各三两，煎服日三，本方除当归、芒硝，亦名温脾汤，治久痢赤白，脾胃冷实不消。硝、黄以荡其积，姜、附以祛其寒，参、草、当归以保其血气。

按：古人方中多有硝、黄、连、柏与姜、茱、桂、附寒热并用者，亦有参、术、硝、黄补泻并用者，亦有大黄、麻黄汗下兼行者，今人罕识其旨，姑录此方以见治疗之妙不一端也。

蜜煎导法（仲景）肠枯便秘

蜜煎导法通大便，或将胆汁灌肛中；

不欲苦寒伤胃腑，阳明无热勿轻攻。

仲景用蜜熬如饴，捻作挺子，掺皂角

末，乘热纳谷道中，或掺盐。或将猪胆汁灌肛中；用猪胆汁醋和，以竹管插入肛中，将汁灌入，顷当大便，名猪胆汁导法。

胃腑无热而便秘者，为汗多津液不足，不宜用承气妄攻。此仲景心法，后人罕识，故录三方于攻下之末。

四、涌吐之剂（二首　附方六）

汗、吐、下、和乃治疗之四法。经曰：在上者涌之，其高者因而越之。故古人治病用吐法者最多。朱丹溪曰：吐中就有发散之义。张子和曰：诸汗法古方多有之，惟以吐发汗者世罕知之，今人医疗惟用汗下和，而吐法绝置不用，可见时师之阙略，特补涌吐一门，方药虽简，而不可废也。若丹溪四物用四君引吐，又治小便不通亦用吐法，是又在用者之圆神矣。

瓜蒂散 （仲景） 痰食实热

瓜蒂散中赤小豆，或入藜芦郁金凑；

此吐实热与风痰，虚者参芦一味匀；

若吐虚烦栀豉汤，剧痰乌附尖方透；

古人尚有烧盐方，一切积滞功能奏。

甜瓜蒂（炒黄）、赤豆，共为末，熟水或齑水调，量虚实服。

张子和去赤豆加藜芦、防风，一方去赤豆加郁金、韭汁，俱名三圣散，鹅翎探吐，并治风痰。

瓜蒂吐实热，藜芦吐风痰。

虚人痰壅不得服瓜蒂者，参芦代之或加竹沥。

栀子十四枚，豉四合，治伤寒后虚烦。

丹溪治许白云，用瓜蒂、栀子、苦参、藜芦，屡吐不透，后以浆水和乌附尖服，始得大吐。

烧盐熟汤调服，以指探吐，治霍乱、

宿食冷痛症。《千金》曰：凡病宜吐，大胜用药。

稀涎散 （严用和） 吐中风痰

稀涎皂角白矾班，或益藜芦微吐间；

风中痰升人眩仆，当先服此通其关。

通关散用细辛皂，吹鼻得嚏保生还。

皂角四挺（去皮弦，炙），白矾一两，为末，每服五分。白矾酸苦涌泄，能软痰疾；皂角辛酸通窍，专制风木。此专门之兵也。初中风时宜用之。

风中痰升而眩仆者，先微吐稀涎，续进他药。

细辛、皂角，为末。卒中者用此吹鼻，有嚏者可治，无嚏者为其肺气已绝矣。

五、和解之剂 （九首　附方五）

小柴胡汤 （仲景） 和解

小柴胡汤和解供，半夏人参甘草从；

更加黄芩并姜枣，少阳百病此为宗。

柴胡八两，半夏半升，人参、甘草、黄芩、生姜各三两，大枣十二枚。治一切往来寒热，胸满胁痛，心烦喜呕，口苦耳聋，咳渴悸利，半表半里之证。属少阳经者，但见一症便是，不必悉具。胆腑清净，无出无入，经在半表半里，法宜和解。柴胡升阳达表，黄芩退热和阴，半夏祛痰散逆，参、草辅正补中，使邪不得复传入里也。

四逆散（仲景）阳邪热厥

四逆散里用柴胡，芍药枳实甘草须；

此是阳邪成厥逆，敛阴泄热平剂扶。

柴胡、芍药（炒）、枳实（麸炒）、甘草（炙），等份。治阳邪入里，四肢逆而不温。芍药敛阴，枳实泄热，甘草和逆，柴胡散邪，用平剂以和解之。

黄连汤 (仲景) 升降阴阳

黄连汤内用干姜，半夏人参甘草藏；
更用桂枝兼大枣，寒热平调呕痛忘。

黄连（炒）、干姜（炮）、甘草、桂枝各三两，人参二两，半夏半升，大枣十二枚。

治胸中有热而欲呕，胃中有寒而作痛，或丹田有热、胸中有寒者，仲景亦用此汤。

按：此汤与小柴胡汤同义，以桂枝易柴胡，以黄连易黄芩，以干姜易生姜，余药同，皆和解之义。但小柴胡汤属少阳药，此汤属太阳、阳明药也。

黄芩汤 (仲景) 太阳、少阳合病下利

黄芩汤用甘芍并，二阳合利枣加烹；
此方遂为治痢祖，后人加味或更名；
再加生姜与半夏，前症兼呕此能平；
单用芍药与甘草，散逆止痛能和营。

治太阳、少阳合病下利。黄芩三两，芍药、甘草各二两，枣十二枚。阳邪入里，故以黄芩彻其热，甘草、大枣和其太阴。

利，泄泻也；痢，滞下也。仲景本治伤寒下利，《机要》用此治痢，更名黄芩芍药汤。洁古治痢，加木香、槟榔、大黄、黄连、当归、官桂，名芍药汤。

再加生姜、半夏，名黄芩加生姜半夏汤（仲景）。

单用芍药、甘草（炙），等份，名芍药甘草汤（仲景）。

虞天民曰：白芍不惟治血虚，兼能行气。腹痛者，营气不和，逆于肉里，以白芍行营气，以甘草和逆气，故治之也。

逍遥散（《局方》）解郁调经

逍遥散用当归芍，柴苓术草加姜薄；
散郁除蒸功最奇，调经八味丹栀着。

柴胡、当归（酒拌）、白芍（酒炒）、白术（土炒）、茯苓各一钱，甘草（炙）五分，加煨姜、薄荷煎。

肝虚则血病，归、芍养血平肝，木盛则土衰，术、草和中补土，柴胡升阳散热，茯苓利湿宁心，生姜暖胃祛痰，薄荷消风理血。《医贯》曰：方中柴胡、薄荷二味最妙，栀木喜风摇，寒即摧萎，温即发生，木郁则火郁，火郁则土郁，土郁则金郁，金郁则水郁，五行相因，自然之理也。余以一方治木郁，而诸郁皆解，逍遥散是也。

加丹皮、栀子，名八味逍遥散，治肝伤血少。

藿香正气散（《局方》）治一切不正之气

藿香正气大腹苏，甘桔陈苓术朴俱；
夏曲白芷加姜枣，感伤岚瘴并能驱。

藿香、大腹皮、紫苏、茯苓、白芷各

三两，陈皮、白术（土炒）、厚朴（姜汁炒）、半夏曲、桔梗各二两，甘草一两，每服五钱，加姜、枣煎。藿香理气和中，辟恶止呕；苏、芷、桔梗散寒利膈，以散表邪；腹、朴消满；陈、夏除痰以疏里滞；苓、术、甘草益脾去湿，以辅正气，正气通畅，则邪逆自已矣。

六和汤 （《局方》）调和六气

六和藿朴杏砂呈，半夏木瓜赤茯并；

术参扁豆同甘草，姜枣煎之六气平；

或益香薷或苏叶，伤寒伤暑用须明。

藿香、厚朴、杏仁、砂仁、半夏、木瓜、赤茯苓、白术、人参、扁豆、甘草，加姜、枣煎。能御风、寒、暑、湿、燥、火六气，故曰六和。藿香、杏仁理气化食，参、术、陈、夏补正匡脾，豆、瓜祛暑，赤茯行水，大抵以理气健脾为主，脾胃既强，则诸邪不能干矣。

伤寒加苏叶，伤暑加香薷。

清脾饮（严用和）温疟

清脾饮用青朴柴，芩夏甘苓白术偕；
更加草果姜煎服，热多阳疟此方佳。

青皮、厚朴（醋炒）、柴胡、黄芩、
半夏（姜制）、甘草（炙）、茯苓、白术
（土炒）、草果（煨），加姜煎。疟不止加
酒炒常山一钱，乌梅二个，大渴加麦冬、
知母。疟疾一名脾寒，盖因脾胃受伤者居
多。此方乃加减小柴胡汤从温脾诸方而一
变也，青、柴平肝平滞，朴、夏平胃祛
痰，芩、苓清热利湿，术、草补脾调中，
草果散太阴积寒、除痰截疟。

痛泻要方（刘草窗）痛泻

痛泻要方陈皮芍，防风白术煎丸酌；
补土泻木理肝脾，若作食伤医便错。

白术（土炒）三两，白芍（酒炒）四
两，陈皮（炒）两半，防风一两，或煎或

丸，久泻加升麻。陈皮理气补脾，防、芍泻木益土。

吴鹤皋：伤食腹痛，得泻便减，今泻而痛不减，故责之土败木贼也。

六、表里之剂（八首 附方五）

大柴胡汤（仲景）发表攻里

大柴胡汤用大黄，枳实芩夏白芍将；

煎加姜枣表兼里，妙法内攻并外攘；

柴胡芒硝义亦尔，仍有桂枝大黄汤。

柴胡八两，大黄二两，枳实四枚，半夏半升，黄芩、芍药各三两，生姜二两，大枣十二枚。治阳邪入里，表证未除，里证又急者。柴胡解表，大黄、枳实攻里，黄芩清热，芍药敛阴，半夏和胃止呕，姜、枣调和营卫。按：本方、次方治少阳阳明，后方治太阳阳明，为不同。

小柴胡汤加芒硝六两，名柴胡加芒硝

汤（仲景）。

仲景桂枝汤内加大黄一两，芍药三两。治太阳误下，转太阴大实痛者。

防风通圣散（河间）表里实热

防风通圣大黄硝，荆芥麻黄栀芍翘；

甘桔芎归膏滑石，薄荷芩术力偏饶；

表里交攻阳热盛，外科疡毒总能消。

大黄（酒蒸）、芒硝、防风、荆芥、麻黄、黑栀、白芍（炒）、连翘、川芎、当归、薄荷、白术各五钱，桔梗、黄芩、石膏各一两，甘草二两，滑石三两，加姜、葱煎。荆、防、麻黄、薄荷发汗而散热搜风，栀子、滑石、硝、黄利便而降火行水，芩、桔、石膏清肺泻胃，川芎、归、芍养血补肝，连翘散气聚血凝，甘、术能补中燥湿，故能汗不伤表，下不伤里也。

五积散（《局方》）解散表里

五积散治五般积，麻黄苍芷芍归芎；

枳桔桂姜甘茯朴，陈皮半夏加姜葱；

陈桂枳陈余略炒，熟料尤增温散功；

温中解表祛寒湿，散痞调经用各充。

五积，即寒积、食积、气积、血积、痰积也。

当归、川芎、白芍、茯苓、桔梗各八分，苍术、白芷、厚朴、陈皮各六分，枳壳七分，麻黄、半夏各四分，肉桂、干姜、甘草各三分。重表者用桂枝，桂、麻解表散寒，甘草和里止痛，苍、朴平胃，陈、夏消痰，芎、归养血，茯苓利水，姜、芷祛寒湿，枳、桔利膈肠，一方统治多病，唯善用者变而通之。

桂、枳、陈，三味生用，余药微炒，名熟味五积散。

陶节庵曰：凡阴证伤寒，脉浮沉无力

者，均服之，亦可加附子。

葛根黄芩黄连汤（仲景）太阳阳诩，

葛根黄芩黄连汤，甘草四般治二阳；

解表清里兼和胃，喘汗自利保平康。

治太阳桂枝证，医误下之，邪入阳明，胁热下利、脉促、喘而汗出者。葛根八两，炙草、黄芩各二两，黄连三两。

成无己曰：邪在里，宜见阴脉，促为阳盛，知表未解也，病有汗出而喘者，为邪气外甚，今喘而汗出，里热气逆，与此方散表邪清里热。脉数而止，曰促。用葛根者，专主阳明之表。

参苏饮（元戎）内伤外感

参苏饮内用陈皮，枳壳前胡半夏宜；

干葛木香甘桔茯，内伤外感此方推；

参前若去芎柴入，饮号芎苏治不差；

香苏饮仅陈皮草，感伤内外亦堪施。

人参、紫苏、前胡、半夏（姜制）、

干葛、茯苓各七钱半，陈皮、枳壳（麸炒）、桔梗、木香、甘草各二钱，每服二钱，加姜、枣煎。治外感内伤，发热头痛，呕逆咳嗽，痰眩风泻。外感重者，去枣加葱白、紫苏、葛、前胡解表，参、苓、甘草补中，陈皮、木香行气破滞，半夏、枳、桔利膈祛痰。

去人参、前胡，加川芎、柴胡，名芎苏饮，不服参者宜之。

香苏饮（《局方》），即香附（炒）、紫苏各二钱，陈皮（去白）一钱，甘草七分，加姜、葱煎。

茵陈丸 （《外台》）汗吐下兼行

茵陈丸用大黄硝，龟甲常山巴豆邀；

杏仁栀豉蜜丸服，汗吐下兼三法超；

时气毒疠及疟痢，一丸两服量病调。

茵陈、芒硝、龟甲、炙栀子各二两，大黄五两，常山、杏仁（炒）各三两，巴

豆一两（去心、皮，炒），豉五合，蜜丸
梧子大，每服一丸。或吐、或汗、或利，
不应，再服一丸，不应，以热汤投之。栀
子、淡豉，栀子豉汤也，合常山可以涌
吐，合杏仁可以解肌；大黄、芒硝，承气
汤也，可以荡热去实，合茵陈可以利湿退
黄，加巴豆大热以去脏腑积寒，加龟甲滋
阴以退血分寒热。此方备汗、吐、下三
法，虽云劫剂，实是佳方。

大羌活汤　伤寒两感

大羌活汤即九味，己独知连白术暨；

散热培阴表里和，伤寒两感差堪慰。

即九味羌活汤，加防己、独活、黄
连、白术、知母各一两，余药各三钱，每
服五钱。

两感伤寒：一曰太阳与少阴俱病，二
曰阳明与太阳俱病，三曰少阳与厥阴俱
病。阴阳表里同时俱病，欲汗则有里证，

欲下则有表证。经曰：其两感于寒者必死。仲景无治法；洁古为制此方，间有生者。羌、独、苍、防、细辛以散寒发热，芩、连、防己，知母、芎、地以清里培阴，白术、甘草以固中和表里。

三黄石膏汤 解表清里

三黄石膏芩柏连，栀子麻黄豆豉全；

姜枣细茶煎热服，表里三焦热盛宣。

石膏两半，黄连、黄芩、黄柏各七钱，栀子三十个，麻黄、淡豉各二合，每服一两，姜三片，枣二枚，茶一撮，煎热服（寒因热用）。治表里三焦大热，谵狂，斑衄，身目俱黄。黄芩泻上焦，黄连泻中焦，黄柏泻下焦，栀子通泻三焦之火以清里；麻黄、淡豉散寒发汗而解表；石膏体重能解肺胃之火，气轻亦能解肌也。

七、消补之剂（七首　附方六）

平胃散（《局方》）除湿散满

平胃散是苍术朴，陈皮甘草四般药；

除湿散满驱瘴岚，调胃诸方从此扩；

或合二陈或五苓，硝黄麦曲均堪着；

若合小柴名柴平，煎加姜枣能除疟，

又不换金正气散，即是此方加夏藿。

苍术（泔浸）二钱，厚朴（姜汁炒）、陈皮（去白）、甘草（炙）各一钱，姜、枣煎。

苍术燥湿强脾，厚朴散满平胃，陈皮利气行痰，甘草和中补土，泄中有补也。

合二陈汤，名平陈汤，治痰。合五苓散，名胃苓汤，治泻。加麦芽、神曲消食，加大黄、芒硝消积。合小柴胡汤，名柴平汤，除疟。加半夏、藿香，名不换金正气散。

保和丸　饮食轻伤

保和神曲与山楂，苓夏陈翘菔子加；
曲糊为丸麦汤下，亦可方中用麦芽；
大安丸内加白术，消中兼补效堪夸。

山楂（去核）三两，神曲、茯苓、半夏各一两，陈皮、菔子（微炒）、连翘各五钱。山楂消肉食，麦芽消谷食，神曲消食解酒，菔子下气制曲，茯苓渗湿，连翘散结，陈、夏健脾化痰。此内伤而气未病者，故但以和平之品消而化之，不必攻补也。

健脾丸　补脾消食

健脾参术与陈皮，枳实山楂麦糵随；
曲糊作丸米饮下，消补兼行胃弱宜；
枳术丸亦消兼补，荷叶烧饭上升奇。

人参、白术（土炒）各二两，陈皮、麦芽各一两，山楂两半，枳实（麸炒）三两。陈皮、枳实理气化积，山楂消肉食，曲、麦消谷食，人参、白术益气强脾。

枳术丸（洁古），白术（土炒）、枳实（麸炒），等份。荷叶包陈米饭煨干，为丸，引胃气及少阳甲胆之气上升。

参苓白术散　补脾

参苓白术扁豆陈，山药甘莲砂薏仁；

桔便上浮兼保肺；枣汤调服益脾神。

人参、茯苓、白术（土炒）、陈皮、山药、甘草（炙）各一斤，扁豆（炒）十二两，莲肉（炒）、砂仁、苡仁（炒）（数药利气强脾）、桔梗（载药上行，恐燥上僭）各半斤，共为末，每服二钱，枣汤或米饮调下。

枳实消痞丸（东垣）固脾消痞

枳实消痞四君全，麦芽夏曲朴姜连；

蒸饼糊丸消积满，清热破结补虚痊。

枳实（麸炒）、黄连（姜汁炒）各五钱，人参、白术（炒）、麦芽（炒）、半夏曲、厚朴（姜汁炒）、茯苓各三钱，甘草（炙）、干姜各二钱。黄连、枳实治痞君药，麦、夏、姜、朴温胃散满，参、术、苓、草燥湿补脾，使气足脾运，痞乃化也。

鳖甲饮子（严氏）疟母

鳖甲饮子治疟母，甘草芪术芍芎偶；

草果槟榔厚朴增，乌梅姜枣同煎服。

鳖甲（醋炙）、黄芪、白术（土炒）、甘草、陈皮、川芎、白芍（酒炒）、草果（面煨）、槟榔、厚朴等份，姜三片，枣二枚，乌梅少许煎。治疟母，久疟不愈，中有积癖。鳖甲属阴，入肝，退热散结为君，甘草、芪、术助阳补气，川芎、白芍养血和阴，草果温胃，槟榔破积，厚朴散满，甘草和中，乌梅酸敛，姜、枣和营卫。

葛花解醒汤　解醒

葛花解醒香砂仁，二苓参术蔻青陈；

神曲干姜兼泽泻，温中利湿酒伤珍。

葛花、砂仁、豆蔻各一钱，木香一分，茯苓、人参、白术（炒）、青皮、陈皮各四分，神曲（炒）、干姜、猪苓、泽泻各五分，专治酒积及吐泻痞塞，砂、蔻、神曲皆能解酒，青皮、木香、干姜行气温中，葛花引湿热从肌肉出，苓、泻引湿热从小便出，益以参、术固其中气也。

八、理气之剂（十一首　附方八）

补中益气汤（东垣）补气升阳

补中益气芪术陈，升柴参草当归身；

虚劳内伤功独擅，亦治阳虚外感因；

木香苍术易归术，调中益气畅脾神。

黄芪（蜜炙）钱半，人参、甘草（炙）各一钱，白术（土炒）、陈皮（留白）、归身各五分，升麻、柴胡各三分，加姜、枣煎。表虚者，升麻用蜜水炒用。

东垣曰：升、柴味薄性阳，能引脾胃清气行于阳道，以资春气之和；又引参、芪、甘草上行，充实腠理，使卫外为固。凡补脾胃之药，多以升阳补气名之者，此也。

虚人感冒不任发散者，此方可以代之，或加辛散药。

除当归、白术，加木香、苍术，名调中益气汤。前方加白芍、五味子，发中有收，亦名调中益气汤。俱李东垣方。

乌药顺气汤 （严用和）中气

乌药顺气芎芷姜，橘红枳桔及麻黄；

僵蚕炙草姜煎服，中气厥逆此方详。

厥逆痰塞，口噤，脉伏，身温为中风，身冷为中气。中风多痰涎，中气无痰涎，以此为辨。许学士云：中气之证不可作中风治。喻嘉言曰：中风证多夹中气。

乌药、橘红各二钱，川芎、白芷、枳壳、桔梗、麻黄各一钱，僵蚕（去丝嘴，炒）、炮姜、炙草各五分，加姜、枣煎。
麻、梗、芎、芷发汗散寒以顺表气，乌、
姜、陈、枳行气祛痰以顺里气，加僵蚕清
化消风、甘草协和诸药。古云：气顺则风
散。风邪卒中当先治标也。

越鞠丸（丹溪）六郁

越鞠丸治六般郁，气血痰火湿食因；

芎苍香附兼栀曲，气畅郁舒痛闷伸；

又六郁汤苍芎附，甘苓橘半栀砂仁。

气、血、痰、火、湿、食，此六郁也。

吴鹤皋曰：香附开气郁，苍术燥湿
郁，川芎调血郁，栀子清火郁，神曲消食
郁，各等份，曲糊为丸。又湿郁加茯苓、
白芷，火郁加青黛，痰郁加星、夏、瓜
蒌、海石，血郁加桃仁、红花，气郁加木
香、槟榔，食郁加麦芽、山楂，夹寒加吴
茱萸。

苍术、川芎、香附、甘草、茯苓、橘

红、半夏、栀子、砂仁，此前方加味兼治痰郁，看六郁中之重者为君，余药听证加减用之。

苏子降气汤 （《局方》） 降气行痰

苏子降气橘半归，前胡桂朴草姜依；

下虚上盛痰嗽喘，亦有加贵合机。

苏子、橘红、半夏、当归、前胡、厚朴（姜汁炒）各一钱，肉桂、炙甘草各五分，加姜煎。一方无桂，加沉香。苏子、前胡、橘红、半夏降气行痰，气行则痰行也。数药兼能发表，加当归和血，甘草缓中，下虚上盛，故又用官桂引火归原。如气虚者亦有加人参、五味者。

四七汤 （《三因》） 舒郁化痰

四七汤理七情气，半夏厚朴茯苓苏；

姜枣煎之舒郁结，痰涎呕痛尽能舒；

又有《局方》名四七，参桂夏草妙更殊。

七气，寒、热、喜、怒、忧、愁、恚

也，亦名七气汤。

半夏（姜汁炒）五钱，厚朴（姜汁炒）三钱，茯苓四钱，紫苏二钱。郁虽由乎气，亦多夹湿夹痰，故以半夏、厚朴除痰散滞，茯苓、苏叶利湿宽中，湿去痰行，郁自除矣。

又有《局方》四七汤，人参、官桂、半夏各一钱，甘草五分，加姜煎。人参补气，官桂平肝，姜半夏祛痰，甘草和中，并不用利气之药，汤名四七者，以四味治人之七情也。

四磨汤 （严氏） 七情气逆

四磨亦治七情侵，人参乌药及槟沉；

浓磨煎服调逆气，实者枳壳易人参；

去参加入木香枳，五磨饮子白酒斟。

人参、乌药、槟榔、沉香，等份。气逆故以乌药、槟榔而顺之，加参者恐伤其气也。

白酒磨服治暴怒，猝死，名气厥。

代赭旋覆汤（仲景）痞硬噫气

代赭旋覆用人参，半夏甘姜大枣临；
重以镇逆咸软痞，痞硬噫气力能禁。

赭石一两，参二两，旋覆、甘草各三两，半夏半升，生姜五两，枣十二枚。旋覆之咸以软坚，赭石之重以镇逆，姜、夏之辛以散虚痞，参、甘、大枣之甘以补胃弱。

绀珠正气天香散　顺气调经

绀珠正气天香散，香附干姜苏叶陈；
乌药舒郁兼除痛，气行血行经自匀。

香附八钱，乌药二钱，陈皮、苏皮各一钱，干姜五分，每服五六钱。乌、陈入气分而理气，香、苏入血分而利气，干姜兼入气血，用辛温以顺气平肝，气行则血行，经自调而痛自止矣。

橘皮竹茹汤 (仲景) 胃虚呃逆

橘皮竹茹治呕呃，参甘半夏枇杷麦；

赤茯再加姜枣煎，方由《金匮》此加辟。

《金匮》方：橘皮、竹茹各二两，人参一两，甘草五分，生姜半斤，枣三十枚，名橘皮竹茹汤，治哕逆（即呃逆也）。后人加半夏、麦冬、赤茯苓、枇杷叶。呃逆由胃火上冲，肝胆之火助之，肺金之气不得下降也。竹茹、枇杷叶清肺和胃而降气，肺金清则肝木自平矣；二陈降痰逆，赤茯泻心火，生姜呕家圣药；久病虚羸，故以参、甘、大枣扶其胃气。

丁香柿蒂汤 (严氏) 哕喘

丁香柿蒂人参姜，呃逆因寒中气戕；

《济生》香蒂仅二味，或加橘用皆良。

丁香、柿蒂各二钱，人参一钱，生姜五片。

《济生》香蒂仅二味，亦名丁香柿蒂

汤,加姜煎。古方单用柿蒂取其苦温降气,《济生》加丁香、生姜,取其开郁散痰,加参者扶其胃气也。

加丁香、橘红,名丁香柿蒂竹茹汤。治同。

定喘汤

定喘白果与麻黄,款冬半夏白皮汤;

苏杏黄芩兼甘草,肺寒膈热喘哮尝。

白果三十枚(炒黄),麻黄、半夏(姜制)、款冬各三钱、桑皮(蜜炙)、苏子各二钱、杏仁、黄芩各钱半,甘草一钱,加姜煎。麻黄、杏仁、桑皮、甘草散表寒而清肺气,款冬温润,白果收涩定喘而清金,黄芩清热,苏子降气,半夏燥痰,共成散寒疏壅之功。

九、理血之剂(十三首 附方七)

四物汤(《局方》)养血通剂

四物地芍与归芎,血家百病此方通;

八珍合入四君子，气血双疗功独崇；

再加黄芪与肉桂，十全大补补方雄；

十全除却芪地草，加粟煎之名胃风。

当归（酒洗），生地各三钱，白芍二钱，川芎钱半。当归辛苦甘温，入心脾主血为君；生地甘寒，入心肾滋血为臣；芍药酸寒，入肝脾敛阴为佐；川芎辛温，通行血中之气为使。是为四物汤。

此方加四君（参、术、苓、草），即八珍汤，气血双疗（四君补气，四物补血）。

八珍加黄芪助阳固卫，加肉桂引火归原，即十全大补汤（补方之首）。

十全除生地、黄芪、甘草，加粟米百粒煎之，名胃风汤。张元素治风客肠胃，飧泄完谷及瘈疭牙闭。

人参养荣汤 补气养血

人参养荣即十全，除却川芎五味联；

陈皮远志加姜枣，脾肺气血补方先。

即十全大补汤（见前四物汤下）除川芎，加五味、陈皮、远志。薛立斋曰：气血两虚，变生诸证，不问脉病，但服此汤，诸证悉退。

归脾汤（《济生》）引血归脾

归脾汤用术参芪，归草茯神远志随；

酸枣木香龙眼肉，煎加姜枣益心脾；

怔忡健忘俱可却，肠风崩漏总能医。

人参、白术（土炒）、茯神、枣仁、龙眼肉各二钱，黄芪（蜜炙）钱半，当归（酒洗）、远志各一钱，木香、甘草（炙）各八分。血不归脾则妄行，参、芪、甘、术之甘温以补脾，志、茯、枣仁、龙眼之甘温酸苦以补心，当归养血，木香调气，气壮则自能摄血矣。

当归四逆汤（仲景）益血复脉

当归四逆桂枝芍，细辛甘草木通着；

再加大枣治阴厥，脉细阳虚由血弱；

内有久寒加姜茱，发表温中通脉络；

不用附子及干姜，助阳过剂阴反灼。

当归、桂枝、芍药、细辛各二两，甘草（炙）、木通各二两，枣二十五枚。成氏曰：通脉者，必先入心补血，当归之苦以助心血；心苦缓，急食酸以收之，芍药之酸以收心气；肝苦急，急食甘以缓之，甘草、大枣、木通以缓阴血。

素有久寒者，加吴茱萸二升，生姜半斤（酒煎），名四逆加吴茱萸生姜汤（仲景）。

桂枝散表风，吴茱萸、姜、细辛温经，当归、木通通经复脉。

姜附四逆在于回阳，当归四逆在于益血复脉。故虽内有久寒，只加生姜、吴茱萸，不用干姜、附子，恐反灼其阴也。

养心汤　补血宁心

养心汤用草芪参，二茯芎归柏子寻；

夏曲远志兼桂味，再加酸枣总宁心。

黄芪（蜜炙）、茯苓、茯神、川芎、当归（酒洗）、半夏各一两，甘草（炙）一钱，人参、柏子仁（去油）、肉桂、五味子、远志、枣仁（炒）各二钱半，每服五钱。参、芪补心气，芎、归养心血，二茯、柏仁、远志泄心热而宁心神，五味、枣仁收心气之散越，半夏去扰心之痰涎，甘草培土以培心子，赤桂引药以达心经。

桃仁承气汤（仲景）膀胱蓄血

桃仁承气五般奇，甘草硝黄并桂枝；

热结膀胱小腹胀，如狂蓄血最相宜。

桃仁五十枚（去皮尖，研）、大黄四两，芒硝、桂枝、甘草各二两。硝、黄、甘草，调胃承气也。热甚搏血，故加桃仁润燥缓肝；表证未除，故加桂枝调经解表。

小腹胀而小便自利，知为蓄血，下焦蓄血发热，故如狂。

犀角地黄汤　胃热吐衄

犀角地黄芍药丹，血升胃热火邪干；

斑黄阳毒皆堪治，或益柴芩总伐肝。

生地半两，白芍一两，丹皮、犀角二钱半，每服五钱。

犀角大寒，解胃热而清心火；芍药酸寒，和阴血而散肝火；丹皮苦寒，散血中之伏火；生地大寒，凉血而滋水，以其平诸药之僭逆也。

因怒致血者，加柴胡、黄芩。

咳血方　咳嗽痰血

咳血方中诃子收，瓜蒌海石山栀投；

青黛蜜丸口嚼化，咳嗽痰血服之瘳。

诃子（煨，取肉）、瓜蒌仁（去油）、海石（去砂）、栀子（炒黑）、青黛（水飞），等份，蜜丸。嗽甚加杏仁。青黛清泻肝火，栀子清肺凉心，瓜蒌润燥滑痰，海石软坚止嗽，诃子敛肺定喘。不用血药者，火退而血自止也。

秦艽白术丸（东垣）血痔便秘

东垣秦艽白术丸，归尾桃仁枳实攒；

地榆泽泻皂角子，糊丸血痔便艰难；

仍有苍术防风剂，润血疏风燥湿安。

大肠燥结，故便难。秦艽、白术、归尾（酒洗）、桃仁（研）、地榆一两，枳实（麸炒）、泽泻、皂角子（烧存性）各五钱，糊丸。归尾、桃仁以活血，秦艽、皂子以润燥，枳实泄胃热，泽泻泻湿邪，地榆以破血止血，白术以燥湿益气。

本方除白术、归尾、地榆，加苍术、防风、大黄、黄柏、槟榔，名秦艽苍术汤。除枳实、皂角、地榆，加防风、升麻、柴胡、陈皮、炙甘草、黄柏、大黄、红花,名秦艽除风汤。治并同。

槐花散 便血

槐花散用治肠风,侧柏黑荆枳壳充;
为末等份米饮下,宽肠凉血逐风功。

槐花、柏叶凉血,枳实宽肠,荆芥理血疏风。

小蓟饮子

小蓟饮子藕蒲黄,木通滑石生地襄;
归草栀子淡竹叶,血淋热结服之良。

小蓟、藕节散瘀血,生地凉血,蒲黄止血,木通泻心火达小肠,栀子散郁火出膀胱,竹叶清肺凉心,滑石泄热利窍,当归引血归经,甘草和中调气。

四生丸 (《济生》) 血热妄行

四生丸用三般叶,侧柏艾荷生地协;
等份生捣如泥煎,血热妄行止衄惬。

侧柏叶、艾叶、荷叶、生地黄。

侧柏、生地补阴凉血,荷叶散瘀血、

留好血，艾叶生者性温，理气止血。

复元活血汤 （《发明》） 损伤积血

复元活血汤柴胡，花粉当归山甲俱；

桃仁红花大黄草，损伤瘀血酒煎袪。

柴胡五钱，花粉、当归、穿山甲（炮）、甘草、红花各三钱，桃仁五十枚（去皮尖，研），大黄一两，每服一两，酒煎。血积必于两胁，属肝胆经，故以柴胡引用为君，以当归活血脉，以甘草缓其急，以大黄、桃仁、红花、山甲、花粉破血润血。

十、祛风之剂（十二首　附方四）

小续命汤 （《千金》） 风证通剂

小续命汤桂附芎，麻黄参芍杏防风；

黄芩防己兼甘草，六经风中此方通。

通治六经中风，㖞邪不遂，语言謇涩，及刚柔二痉，亦治厥阴风湿。防风一钱二分，桂枝、麻黄、人参、白芍（酒炒）、杏仁（炒，研）、川芎（酒洗）、黄芩（酒炒）、防己、甘草（炙）各八分，附子四分，姜、枣煎。麻黄、杏仁，麻黄汤也，治寒；桂枝、芍药，桂枝汤也，治风；参、草补气，芎、芍养血，防风治风淫，防己治湿淫，附子治寒淫，黄芩治热淫，故为治风套剂。

刘宗厚曰：此方无分经络，不辨寒热虚实，虽多亦奚以为。

昂按：此方今人罕用，然古今风方，多从此方损益为治。

大秦艽汤（《机要》）搜风活血降火

大秦艽汤羌活防，芎芷辛芩二地黄；

石膏归芍苓甘术，风邪散见可通尝。

治中风，风邪散见不拘一经者。秦艽、石膏各三两，羌活、独活、防风、川芎、白芷、黄芩（酒炒）、生地（酒洗）、熟地、当归（酒洗）、芍药（酒炒）、茯苓、甘草（炙）、白术（土炒）各一两，细辛五钱，每服一两。刘宗厚曰：秦艽汤、愈风汤，虽有补血之药，而行经散风之剂居其大半，将何以养血而益筋骨也？

昂按：治风有三法，解表攻里行中道也。初中必夹外感，故用风药解表散寒，而用血药气药调里活血降火也。

三生饮 （《局方》）卒中痰厥

三生饮用乌附星，三生皆用木香听；

加参对半扶元气，卒中痰迷服此灵；

星香散亦治卒中，体肥不渴邪在经。

生南星一两，生川乌、附子（去皮）各五钱，木香二钱。每服一两，加参一两。

乌、附燥热行经逐寒，南星辛烈除痰散风，重用人参以扶元气，少佐木香以行逆气。《医贯》曰：此行经散痰之剂，斩关擒王之将，宜急用之。凡中风口闭为心绝，手撒为脾绝，眼合为肝绝，遗尿为肾绝，鼻鼾为肺绝；吐沫直视，发直头摇，面赤如朱，汗缀如珠者，皆不治。若服此汤，间有生者。

中脏、中腑者重，中经者稍轻。胆星八钱，散痰；木香二钱，行气。为末服。易煎，加姜煎服，名星香散。

地黄饮子（河间）瘖厥风痱

地黄饮子山茱斛，麦味菖蒲远志茯；

苁蓉桂附巴戟天，少入薄荷姜枣服；

瘖厥风痱能治之，火归水中水生木。

熟地、山茱萸、石斛、麦冬、五味、石菖蒲、远志、茯苓、肉苁蓉、官桂、附子（炮）、巴戟天等份，每服五钱，加薄荷少许煎。

口噤身疼为瘖厥，四肢不收，为风痱。

熟地用滋根本之阴，桂、附、苁蓉、巴戟以返真元之火，山茱、石斛平胃温肝，志、苓、菖蒲补心通肾，麦、味保肺以滋水源，水火既交，风火自息矣。

刘河间曰：中风非外中之风，良由将息失宜，心火暴甚，肾水虚衰，不能制之，故猝倒无知也。治宜和脏腑、通经络，便是治风。

《医贯》曰：痰涎上涌者，水不归原也；面赤烦渴者，火不归原也。惟桂、附能引火归原，火归水中则水能生木，木不生风而风自息矣。

独活汤（丹溪）瘈疭昏愦

独活汤中羌独防，芎归辛桂参夏菖；
茯神远志白薇草，瘈疭昏愦力能匡。

羌活、独活、防风、当归、川芎、细辛、桂心、人参、半夏、菖蒲、茯神、远志、白薇各五钱，甘草（炙）二钱半，每

服一两，加姜、枣煎。肝属风而主筋，故
痿疭为肝邪。二活、防风治风，辛、桂温
经，半夏除痰，芎、归和血，血活则风散
也，肝移热于心则昏愦，人参补心气，菖
蒲开心窍，茯神、远志安心，白薇退热止
风，风静火息，血活神宁，痿疭自已矣。

顺风匀气散　　喝僻偏枯

　　顺风匀气术乌沉，白芷天麻苏叶参；
　　木瓜甘草青皮合，喝僻偏枯口舌喑。

　　口眼喝斜，僻枯不遂，皆由宗气不能
用于一身。白术二钱，乌药钱半，天麻、
人参各五分，苏叶、白芷、木瓜、青皮、
甘草（炙）、沉香（磨）各三分，加姜煎。
天麻、苏、芷以疏风气，乌药、青、沉以
行滞气，参、术、炙草以补正气，气匀则
风顺矣，木瓜伸筋，能于土中泻木。

上中下通用痛风汤（丹溪）上中下
痛风

　　黄柏苍术天南星，桂枝防己及威灵；

桃仁红花龙胆草，羌芷川芎神曲停；

痛风湿热与痰血，上中下通用之听。

黄柏（酒炒）、苍术（泔浸）、南星（姜制）各二两半，防风、桃仁（去皮尖）、胆草、白芷、川芎、神曲（炒）各一两，桂枝、威灵仙、红花、羌活各二钱半，曲糊丸，名上中下通用痛风方。丹溪：黄柏清热，苍术燥湿，龙胆（下行）泻火，防己（下行）利水，四者治湿与热；桃仁、红花活血去瘀，川芎（上下行）血中气药，南星散风燥痰，四者治血与痰；羌活（上行）去百节风，白芷（上行）去头面风，桂枝（横行）、威灵（上下行）去臂胫风，四者所以治风；加神曲者消中焦陈积之气也，证不兼者，加减为治。

独活寄生汤 （《千金》）风寒湿痹

独活寄生芪防辛，芎归地芍桂苓均；

杜仲牛膝人参草，冷风顽痹屈能伸；

若去人参加芪续，汤名三痹古方珍。

独活、桑寄生、秦艽、防风、细辛、川芎（酒洗）、当归（酒洗）、白芍（酒炒）、熟地、桂心、茯苓、杜仲（姜汁炒断丝）、牛膝、人参、甘草等份，每服四钱。

去人参，加黄芪、续断，名三痹汤，治风寒湿三痹。

喻嘉言曰：此方用参、芪、四物一派补药，加艽、防胜风湿，桂心胜寒，细辛、独活通肾气，凡治三气袭虚成痹者，宜准诸此。

消风散　消风散热

消风散内羌防荆，芎朴参苓陈草并；

僵蚕蝉蜕藿香入，为末茶调或酒行；

头痛目昏项背急，顽麻瘾疹服之清。

人参、茯苓、防风、川芎、羌活，僵

蚕（炒）、蝉蜕、藿香各二两，荆芥、厚朴（姜汁炒）、陈皮（去白）、甘草（炙）各五钱，每服三钱，茶调下，疮癣酒下。羌、防、芎、荆治头目项背之风，僵蚕、蝉脱散咽膈皮肤之风，藿香、厚朴去恶散满，参、苓、甘、桔辅正调中。

川芎茶调散 （《局方》） 头目风热

川芎茶调散荆防，辛芷薄荷甘草羌；

目昏鼻塞风攻上，正偏头痛悉平康；

方内如加僵蚕菊，菊花茶调用亦臧。

薄荷三钱，川芎、荆芥各四钱，防风钱半，细辛一钱，羌活、白芷、甘草（炙）各二钱，为末，每服三钱，茶调下。羌活治太阳头痛，白芷治阳明头痛，川芎治少阳、厥阴头痛，细辛治少阴头痛，防风为风药卒徒，薄荷、荆芥散风热而清头目，以风热上攻，宜于升散，巅顶之上，惟风药可到也，加甘草以缓中，加茶调以清降。

菊花清头目，僵蚕去风痰。

青空膏（东垣）风湿头风

青空芎草柴芩连，羌防升之入顶巅；

为末茶调如膏服，正偏头痛一时蠲。

川芎五钱，甘草（炙）两半，柴胡七钱，黄芩（酒炒）、黄连（酒炒）、羌活、防风各一两，每服三钱。风热湿热上攻头脑则痛，头两旁属少阳，偏头痛属少阳相火。芩、连苦寒，以羌、防、川、柴升之，则能去湿热于高巅之上矣。

人参荆芥散（《妇宝》）妇人血风劳

人参荆芥散熟地，防风柴枳芎归比；

酸枣鳖羚桂术甘，血风劳作风虚治。

血脉空疏，乃感风邪，寒热盗汗，久渐成劳。人参、荆芥、熟地、柴胡、枳壳、枣仁（炒）、鳖甲（童便炙）、羚羊角、白术各五分，防风、甘草（炙）、当归、川芎、桂心各三分，加姜煎。防风、柴、羚以疏风平木，地黄、龟、鳖以退热滋阴，芎、归、桂枝以止痛调经，参、术、炙草、枣仁以敛汗补虚，除烦进食。

十一、祛寒之剂（十二首，附方二）

理中汤（仲景）寒客中焦

理中汤主理中乡，甘草人参术黑姜；
呕利腹痛阴寒盛，或加附子总扶阳。

仲景曰：理中者，理中焦。白术（土炒）二两，人参、干姜（炮）、甘草（炙）各一两。治太阴厥逆，自利不渴，脉沉无力。人参利气益脾为君，白术健脾燥湿为臣，甘草和中补土为佐，干姜温胃散寒为使。加附子，名附子理中汤。

真武汤（仲景）温阳利水

真武汤壮肾中阳，茯苓术芍附生姜；
少阴腹痛有水气，悸眩瞤惕保安康。

附子一枚（炮）、白术二两（炒）、茯苓、白芍（炒）、生姜各三两。

中有水气故必悸，头眩；汗多亡阳，故肉瞤筋惕。苓、术补土利水以疗悸眩，姜、附回阳益火以逐虚寒，芍药敛阴和营以止腹痛。真武，北方水神，肾中火足，水乃归原。此方补肾之阳，壮火而利水，故名。

四逆汤（仲景）阴证厥逆

四逆汤中姜附草，三阴厥逆太阳沉；

或益姜葱参芍桔，通阳复脉力能任。

附子一枚（生用），干姜一两，甘草（炙）二两，冷服。专治三阴厥逆，太阳初证脉沉亦用之。

面赤，格阳于上也。加葱白通阳，腹痛加白芍和阴，咽痛加桔梗，呕吐利止，脉不出加人参补气复脉，呕吐加生姜以散逆气。

白通加人尿猪胆汁汤 （仲景） 阴盛
格阳

白通加尿猪胆汁，干姜附子兼葱白；

热因寒用妙义深，阴盛格阳厥无脉。

尿：音鸟，去声，小便也。俗读平
声，非。

附子一枚（炮），干姜一两，葱白四
茎，此白通汤也。葱白以通阳气，姜、附
以散阴寒，加人尿五合，猪胆汁一合。

阴寒内盛，格阳于外，故厥热无脉。
纯与热药，则寒气格拒，不得达入，故于
热剂中加尿汁，寒药以为引用，使得入阴
而回阳也。

吴茱萸汤 （仲景） 吐利寒厥

吴茱萸汤人参枣，重用生姜温胃好；

阳明寒呕少阴利，厥阴头痛皆能保。

吴茱萸一升（炮），人参三两，生姜
六两，枣十二枚。姜、茱、参、枣补土散
寒，茱萸辛热能入厥阴，治肝气上逆而致

呕利腹痛。太阳热呕忌用。

益元汤 (《活人》) 戴阳烦躁

益元艾附与干姜,麦味知连参草将;

姜枣葱煎入童便,内寒外热名戴阳。

附子(炮)、艾叶、干姜、麦冬、五味、知母、黄连、人参、甘草。艾叶辛热能回阳。此乃阴盛格阳之证。面赤身热,不烦而躁,但饮水不入口,为外热内寒。此汤姜、附加知、连与白通加人尿、猪胆汁同义,乃热因寒药为引用也。冷服。

按:内热曰烦,为有根之火;外热曰躁,为无根之火。故但躁不烦及先躁后烦者,皆不治。

回阳救急汤 (节庵) 三阴寒厥

回阳救急用六君,桂附干姜五味群;

加麝三厘或胆汁,三阴寒厥见奇勋。

回阳救急汤,节庵曰:即四逆汤。附子(炮)、干姜、肉桂、人参各五分,白术、茯苓各一钱，半夏、陈皮各七分，甘草三分，五味九粒，姜煎。

姜、桂、附子去其阴寒，六君温补助其阳气，五味、人参以生其脉，加麝香者以通其窍，加胆汁者热因寒用也。

四神丸　肾虚脾泻

四神故纸吴茱萸，肉蔻五味四般须；

大枣百枚姜八两，五更肾泻火衰扶。

破故纸四两（酒浸，炒），吴茱萸一两（盐水炒），肉豆蔻三两（面裹煨），五味子三两（姜炒），生姜同煎，枣烂即去姜，捣枣肉为丸，临卧盐汤下。若早服，不能敌一夜之阴寒也。

由肾命火衰不能生脾土，故五更将交阳分，阳虚不能键闭而泄泻，不可专责脾胃也。故纸辛温能补相火以通君火，火盛乃能生土，肉蔻暖胃固肠，吴茱燥脾去湿，五味补肾涩精，生姜温中，大枣补土，亦以防水也。

厚朴温中汤　虚寒胀满

厚朴温中陈草苓，干姜草蔻木香停；

煎服加姜治腹痛，虚寒胀满用皆灵。

厚朴、陈皮各一钱，甘草、茯苓、草豆蔻、木香各五分，干姜三分，加姜煎。干姜、草蔻辛热以散其寒，陈皮、木香辛温以调其气，厚朴辛温以散满，茯苓甘淡以利湿，甘草甘平以和中，寒散气行，痛胀自已矣。

导气汤　寒疝

寒疝痛用导气汤，川楝茴香与木香；

吴茱煎以长流水，散寒通气和小肠。

疝，亦名小肠气。川楝四钱，木香五钱，茴香二钱，吴茱一钱，温泡同煎。川楝苦寒，入肝舒筋，能导小肠、膀胱之热从小水下行，为治疝君药；茴香暖胃散寒；吴茱温肝燥湿；木香行三焦通气。

疝气方（丹溪）寒湿疝气

疝气方用荔枝核，栀子山楂枳壳益；

再入吴茱暖厥阴，长流水煎疝痛释。

荔枝双结状类睾（音皋，肾子也）丸，能入肝肾，辟寒散滞；栀子泻火利水；枳壳行气破癥；山楂散瘀磨积。

疝乃厥阴肝邪，非肾病，以肝脉络阴器也。等份或为末，空心服。

橘核丸（《济生》）癫疝

橘核丸中川楝桂，朴实延胡藻带昆；

桃仁二木酒糊合，癫疝痛顽盐酒吞。

橘核、川楝子、海藻、海带、昆布、桃仁各二两，桂心、厚朴、枳实、延胡索、木通、木香各五钱，酒糊为丸，盐汤或酒下。橘核、木香能入厥阴气分而行气，桃仁、延胡能入厥阴气分而活血，川楝、木通能导小肠、膀胱之湿，官桂能祛肝肾之寒，厚朴、枳实行结水而破宿血，昆布、藻、带寒行水而咸软坚。

十二、祛暑之剂（五首 附方十）

三物香薷饮（《局方》）散暑和脾

三物香薷豆朴先，若云热盛加黄连；

或加苓草名五物，利湿去暑木瓜宜；

再加参芪与陈术，兼治内伤十味全；

二香合入香苏饮，仍有藿薷香葛传。

香薷辛温香散，能入脾肺，发越阳明以散蒸热；厚朴除湿散满；扁豆清暑和脾。

加黄连，名黄连香薷饮（《活人》），治中暑热盛，口渴心烦。加茯苓、甘草，名五物香薷饮。加木瓜，名六味香薷饮，木瓜、茯苓治湿盛。六味加参、芪、陈皮、白术，名十味香薷饮。

五味香薷饮合香苏饮（香附、紫苏、陈皮、苍术），名二香散，治外感内伤，身寒腹胀。

三物香薷饮合藿香正气散，名藿薷汤，治伏暑吐泻。三物香薷饮加葛根，名香葛汤，治暑月伤风。

清暑益气汤（东垣）补肺生津，燥湿清

清暑益气参草芪，当归麦味青陈皮；

曲柏葛根苍白术，升麻泽泻枣姜随。

人参、黄芪、甘草（炙）、当归（酒洗）、麦冬、五味、青皮（麸炒）、陈皮（留白）、神曲（炒）、黄柏（酒炒）、葛根、苍术、白术（土炒）、升麻、泽泻，加姜、枣煎。热伤气，参、芪补气敛汗；湿伤脾，二术燥湿强脾；火旺则金病而水衰，故用麦、味保肺生津；黄柏泻火滋水；青皮理气而破滞；当归养血而和阴；曲、草和中而消食；升、葛以升清；泽泻以降浊也。

缩脾饮　温脾清暑

缩脾饮用清暑气，砂仁草果乌梅暨；

甘草葛根扁豆加，吐泻烦渴温脾胃；

古人治暑多用温，暑为阴证此所谓；

大顺杏仁姜桂甘，散寒燥湿斯为贵。

砂仁、草果（煨）、乌梅、甘草（炙）各四两，扁豆（炒，研）、葛根各二两。暑必兼湿，而湿属脾土，故用砂仁、草果利气温脾，扁豆解暑渗湿，葛根升阳生津，甘草补土和中，乌梅清热止渴。

古人治暑多用温，如香薷散、大顺散之类。

洁古曰：中热为阳证，为有余；中暑为阴证，为不足。经曰："脉虚身热，得之伤暑。"

大顺散，先将甘草白沙炒，次入干姜、杏仁（炒），合肉桂为末，每服一钱。吴鹤皋曰：此非治暑，乃治暑月饮冷受伤之脾胃耳。

生脉散　保肺复脉

生脉麦味与人参，保肺清心治暑淫；

气少汗多兼口渴，病危脉绝急煎斟。

人参五分，麦冬八分，五味子九粒。人参大补肺气，麦冬甘寒润肺，五味酸收敛肺并能泻火生津。盖心主脉，肺朝百脉，补肺清心则气充而脉复。将死脉绝者服之，能令复生。夏月火旺烁金，尤宜服之。

六一散　清暑利湿

六一滑石同甘草，解肌行水兼清燥；

统治表里及三焦，热渴暑烦泻痢保；

益元碧玉与鸡苏，砂黛薄荷加之好。

滑石六两，甘草一两，灯心汤下，亦有用姜汤下者。滑石气轻解肌，质重泻火，滑能入窍，淡能行水，故能通治上下表里之湿热；甘草泻火和中，又以缓滑石之寒滑。

前方加辰砂，名益元散，取其清心；加青黛，名碧玉散，取其凉肝；加薄荷，名鸡苏散，取其散肺也。

十三、利湿之剂（十三首 附方八）

五苓散 （仲景）行水总剂

五苓散治太阳腑，白术泽泻猪茯苓；
膀胱气化添官桂，利便消暑烦渴清；
除桂名为四苓散，无寒但渴服之灵；
猪苓汤除桂与术，加入阿胶滑石停；
此为和湿兼泄热，黄疸便闭渴呕宁。

太阳经热传入膀胱腑者用之。猪苓、茯苓、白术（炒）各十八铢，泽泻一两六铢，桂半两，每服三钱。二苓甘淡利水，泽泻甘咸泻水，能入肺肾而通膀胱，导水以泻火邪，加白术者，补土以制水，加官桂者，气化乃能出也。《经》曰：膀胱者，州都之官，津液藏焉，气化则能出矣。

湿胜则气不得施化，故渴，利其湿则渴自止。猪苓、茯苓、泽泻、阿胶、滑石各一两。滑石泻火解肌，最能行水。吴鹤皋曰：以诸药过燥，故加阿胶以存津液。

五苓治湿胜，猪苓兼热胜。

小半夏加茯苓汤（仲景）行水消痞

小半夏加茯苓汤，行水消痞有生姜；
加桂除夏治悸厥，茯苓甘草汤名彰。

半夏一升，茯苓三两，生姜半斤，除茯苓，名小半夏汤。加桂枝、甘草除半夏，名茯苓甘草汤。仲景治伤寒水气乘心，厥而心下悸者，先治其水后治其厥，火因水而下行则眩，悸止而痞满治矣。

肾着汤（仲景）湿伤腰肾

肾着汤内用干姜，茯苓甘草白术裏；
伤湿身痛与腰冷，亦名干姜苓术汤。
黄芪防己除姜茯，术甘姜枣共煎尝；

此治风水与诸湿，身重汗出服之良。

干姜（炮）、茯苓各四两，甘草（炙）、白术（炒）各二两。此数药行水补土，此湿邪在经而未入腑脏者。

黄芪、防己各一两，白术七钱半，甘草（炙）五钱，加姜、枣煎。防己大辛苦寒，通行十二经，开窍行水，黄芪生用达表，白术燥湿强脾并能止汗，加甘草者，益土所以制水，又缓防己之峻急性也。

舟车丸（河间）燥实阳水

舟车牵牛及大黄，遂戟芫花又木香；

青皮橘皮加轻粉，燥实阳水却相当。

口渴面赤气粗，便秘而肿胀者，为阳水。黑牵牛四两（炒），大黄二两（酒浸），甘遂（面裹煨）、芫花（醋炒）、大戟（面裹煨）、青皮（炒）、橘红各一两，木香五钱，轻粉一钱，水丸。牵牛、大黄、遂、戟、芫花行水厉药，木香、青、陈以行气，少加轻粉以透经络，然非实证不可轻投。

疏凿饮子　阳水

疏凿槟榔及商陆，苓皮大腹同椒目；

赤豆艽羌泻木通，煎益姜皮阳水服。

槟榔、商陆、茯苓皮、大腹皮、椒目、赤小豆、秦艽、羌活、泽泻、木通等份，加姜皮、枣煎。艽、羌散湿上升，通、泻泻湿下降，苓、腹、姜皮行水于皮肤，椒、豆、商、槟攻水于腹里，亦上下表里分消之意。

实脾饮（严氏）虚寒阴水

实脾苓术与木瓜，甘草木香大腹加；

草蔻附姜兼厚朴，虚寒阴水效堪夸。

便利不渴而肿胀者，为阴水。茯苓、白术（土炒）、木瓜、甘草、木香、大腹子、草豆蔻（煨）、附子（炮）、黑姜、厚朴（炒），加姜、枣煎。脾虚补以苓、术、甘草，脾寒温以蔻、附、黑姜，脾湿利以茯苓、大腹皮，脾滞导以厚朴、木香。

又：土之不足由于木之有余，木瓜、木香皆能平肝泻木，使木不克土，而脾和则土能制水而脾实矣。

经曰：湿胜则地泥，实土正所以制水也。

五皮饮（澹寮）脾虚肤肿

五皮饮用五般皮，陈茯姜桑大腹奇；

或用五加易桑白，脾虚肤胀此方司。

陈皮、茯苓皮、姜皮、桑白皮、大腹皮。

脾不能为胃行其津液，故水肿，半身以上宜汗，半身以下宜利小便。此方于泻水之中仍寓调补之意。皆用皮者，水溢皮肤，以皮行皮也。

羌活胜湿汤（《局方》）湿气在表

羌活胜湿羌独芎，甘蔓藁本与防风；

湿气在表头腰重，发汗升阳有异功；

风能胜湿升能降，不与行水渗湿同；

若除独活芎蔓草，除湿升麻苍术充。

气升则水自降。湿气在表宜汗，又风能胜湿，故用风药上升，使湿从汗散。羌活、独活各一钱，川芎、甘草、炙藁本、防风各五分，蔓荆子三分。如有寒湿加附子、防己。

除独活、川芎、蔓荆、甘草，加升麻、苍术，名羌活除湿汤，治风湿身痛。

大橘皮汤　水肿泄泻

大橘皮汤治湿热，五苓六一二方缀；

陈皮木香槟榔增，能消水肿及泄泻。

用五苓散（赤茯苓一钱，猪苓、泽泻、白术、桂各五分）、六一散（滑石六钱，甘草一钱），加陈皮钱半，木香、槟榔各三分，每服五钱，加姜煎。小肠之水并入大肠，致小肠不利而大便泄泻。二散皆行水泄热之药，加槟榔峻下，陈皮、木香理气以利小便而实大便也。水肿亦湿热为病，故皆治之。

茵陈蒿汤 （仲景） 黄疸

茵陈蒿汤治疸黄，阴阳寒热细推详；

阳黄大黄栀子入，阴黄附子与干姜；

亦有不用茵陈者，仲景柏皮栀子汤。

瘀热在里，口渴便秘，身如橘色，脉沉实者，为阳黄。茵陈六两，大黄二两（酒浸），栀子十四枚。茵陈发汗利水，能泄太阴、阳明之湿热，栀子导湿热出小便，大黄导湿出大便。

以茵陈为主。如寒湿阴黄，色暗便溏者，除栀子、大黄，加干姜、附子以燥湿散寒。

黄柏二两，栀子五十枚，甘草一两，名柏皮栀子汤。

按：阳黄，胃有瘀热者宜下之，如发

热者则势外出而不内入，不必汗下，惟用栀子、黄柏清热利湿以和解之。若小便利，色白无热者，仲景作虚劳治，用小建中汤。

八正散 （《局方》） 淋痛尿血

八正木通与车前，萹蓄大黄滑石研；

草梢瞿麦兼栀子，煎加灯草痛淋蠲。

一方有木香，治湿热下注，口渴咽干，淋痛尿血，小腹急满。

木通、灯草、瞿麦降心火入小肠，车前清肝火入膀胱，栀子泻三焦郁火，大黄、滑石泻火利水之捷药，萹蓄利便通淋，草梢入茎止痛。虽治下焦，而不专于治下，必三焦通利，水乃下行也。

萆薢分清汤　膏淋白浊

萆薢分清石菖蒲，草梢乌药益智俱；

或益茯苓盐煎服，通心固肾浊精驱；

缩泉益智同乌药，山药糊丸便数需。

萆薢、石菖蒲、甘草梢、乌药，甘草梢减半，余药等份。或加茯苓、盐少许。治遗精白浊。萆薢能泄厥阴、阳明湿热，去浊分清；乌药疏逆气而止便数；益智固脾胃而开郁结；石菖蒲开九窍而通心；甘草梢达肾茎而止痛。使湿热去而心肾通，则气化行而淋浊止矣。以此疏泄为禁止者也。缩泉丸，益智、乌药，等份，山药糊丸，盐汤下，治便数遗尿。

当归拈痛汤 （东垣）湿气疮疡

当归拈痛羌防升，猪泽茵陈芩葛朋；

二术苦参知母草，疮疡湿热服皆应。

当归（酒洗）、羌活、防风、升麻、猪苓、泽泻、茵陈、黄芩（酒炒）、葛根、苍术、白术（土炒），苦参、知母（并酒炒）、甘草（炙）。羌活通关节，防风散留湿，苦参、黄芩、茵陈、知母以泄湿热，当归以和气血，升、葛助阳而升清，苓、泻泻湿降浊，参、甘、二术补正固中，使苦寒不伤胃，疏泄不伤气也。

刘宗厚曰：此东垣本治湿热脚气，后人用治诸疮甚验。

十四、润燥之剂（十三首　附方二）

炙甘草汤（仲景）虚劳肺痿

炙甘草汤参姜桂，麦冬生地大麻仁；

大枣阿胶加酒服，虚劳肺痿效如神。

甘草（炙）、人参、生姜、桂枝各三两，阿胶（蛤粉炒）二两，生地一斤，麦冬、麻仁（研）各半斤，枣十二枚，水酒各半煎。

仲景治伤寒脉结代，心动悸及肺痿唾多。《千金翼》用治虚劳。《宝鉴》用治呃逆。《外台》用治肺痿。参、草、麦冬益气复脉，阿胶、生地补血养阴，枣、麻润滑以缓脾胃，姜、桂辛温以散余邪。

滋燥养荣汤　血虚风燥

滋燥养荣两地黄，芩甘归芍及艽防；

爪枯肤燥兼风秘，火灼金伤血液亡。

当归（酒洗）二钱，生地、熟地、白芍（炒）、黄芩（酒炒）、秦艽各一钱，防风、甘草各五分。艽、防风药润剂。

活血润燥生津饮（丹溪）内燥血枯

活血润燥生津液，二冬熟地兼瓜蒌；

桃仁红花及归芍，利便通幽善泽枯。

熟地、当归、甘、芍各一钱，天冬、麦冬、瓜蒌各八分，桃仁（研）、红花各五分。

润肠丸（东垣）风秘血秘

润肠丸用归尾羌，桃仁麻仁及大黄；

或加艽防皂角子，风秘血秘善通肠。

归尾、羌活、大黄各五钱，桃仁、大麻仁各一两，蜜丸。归尾、桃仁润燥活血，羌活散火搜风，大黄破结通幽，麻仁滑肠利窍。

风湿加秦艽、防风、皂角子（烧存
性，研）。皂角子得湿则滑，善通便秘
（风燥、血燥致大便秘）；艽、防治风。

韭汁牛乳饮 （丹溪） 反胃噎膈

韭汁牛乳反胃滋，养荣散瘀润肠奇；

五汁安中姜梨藕，三般加入用随宜。

牛乳半斤，韭叶汁少许，滚汤顿服，
名韭汁牛乳饮。牛乳六分，韭汁、姜汁、
藕汁、梨汁各一分，和服，名五汁安中饮
（张任候）。并治噎膈反胃。噎膈由火盛或
血枯，或有瘀血寒痰阻滞胃口，故食入反
出也。牛乳润燥养血，为君；韭汁、藕汁
消瘀益胃；姜汁温胃散痰；梨汁消痰降
火。审证用之，加陈酒亦佳，以酒乃米
汁也。

通幽汤 （东垣） 噎塞便秘

通幽汤中二地俱，桃仁红花归草濡；

升麻升清以降浊，噎塞便秘此方需；

有加麻仁大黄者，当归润肠汤名殊。

清阳不升则浊阴不降，故大便不通。生地、熟地各五分，桃仁（研）、红花、当归身、甘草（炙）、升麻各一钱。麻仁、大黄、当归皆润燥通肠。

搜风顺气丸　风秘肠风

搜风顺气大黄蒸，郁李麻仁山药增；

防风车前及槟枳，菟丝牛膝山茱仍；

中风风秘及气秘，肠风下血总堪凭。

大黄（九蒸九晒）五两，大麻仁、郁李仁（去皮）、山药（酒蒸）、车前子、牛膝（酒蒸）、山茱肉各三两，菟丝子（酒浸）、防风、槟榔、枳壳（麸炒）各一两，蜜丸。防风润肾搜风，槟榔顺气破滞，大黄经蒸晒则性和缓，同二仁滑利润燥通幽，牛膝、车前下行利水，加山药、山茱、菟丝固本益阳，不使过于攻散也。

消渴方 （丹溪） 胃热消渴

消渴方中花粉连，藕汁地汁牛乳研；

或加姜蜜为膏服，泻火生津益血痊。

粉、连研末，诸汁调服。黄连泻心火，生地滋肾水，藕汁益胃，花粉生津，牛乳润燥益血。

白茯苓丸　肾消

白茯苓丸治肾消，花粉黄连草薢调；

二参熟地覆盆子，石斛蛇床脶胵要。

脶胵，音皮鸱，鸡肫皮也。

茯苓、花粉、黄连、草薢、人参、元参、熟地黄、覆盆子各一两，石斛、蛇床子各七钱半，鸡肫皮三十具微炒，蜜丸，磁石汤下。黄连降心火，石斛平胃热，熟地、元参生肾水，覆盆、蛇床固肾精，人参补气，花粉生津，茯苓交心肾，草薢利湿热。顿服治肾消。磁石色黑属水，假之入肾也。

猪肾荠苨汤 (《千金》) 解毒治肾消

猪肾荠苨参茯神,知芩甘草石膏因;

磁石天花同黑豆,强中消渴此方珍。

下消之证,茎长兴盛,不交精出,名强中,缘服邪术热药而毒盛也。

猪肾一具,大豆一升,荠苨、人参、石膏各三两,磁石(绵裹)、茯神、知母、黄芩、葛根、甘草、花粉各二两,先煎豆、肾,去渣,以药分三服。知、芩、石膏以泻邪火,人参、甘草以固正气,葛根、花粉以生津,荠苨、黑豆最能解毒,磁石、猪肾引之入肾也。

地黄饮子 (《易简》) 消渴烦躁

地黄饮子参芪草,二地二冬枳斛参;

泽泻枳实疏二腑,躁烦消渴血枯含。

人参、黄芪、甘草(炙)、天冬、麦冬、生地、枇杷叶(蜜炙)、石斛、泽泻、枳实(麸炒),每服二钱。参、芪、甘草以补其气，气能生水；二地、二冬以润其燥，润能益血；石斛平胃，枇杷降气，泽泻泻膀胱之火，枳实泻大肠之滞，使二腑清，则心肺二脏之气得以下降而渴自止。

酥蜜膏酒 (《千金》) 气乏声嘶

酥蜜膏酒用饴糖，二汁百部及生姜；
杏枣补脾兼润肺，声嘶气惫酒温尝。

酥蜜、饴糖、枣肉、杏仁（细研）、百部汁、生姜汁共煎一饮，久如膏，酒温细细咽下，服之自效也。

清燥汤 (东垣) 燥金受湿热之邪

清燥二术与黄芪，参苓连柏草陈皮；
猪泽升柴五味曲，麦冬归地痿方推。

治肺金受湿热之邪，痿躄喘促，口干便赤。黄芪钱半，苍术（炒）一钱，白术（炒）、陈皮、泽泻各五分，人参、茯苓、升麻各三分，当归（酒洗）、生地、麦冬、甘草（炙）、神曲（炒）、黄柏（酒炒）、猪苓各二分，柴胡、黄连（炒）各一分，五味九粒，煎。肺为辛金，主气；大肠为庚金，主津。燥金受湿热之邪，则寒水生化之源绝，而痿躄喘渴诸症作矣。参、芪、苓、术、陈、草补土以生金，麦、味保金而生水，连、柏、归、地泻火滋阴，猪、泽、升、柴升清降浊，则燥金肃清，水出高原，而诸病平矣。

此方不尽润药，因"清燥"二字，故附记于此。然东垣所云清燥者，盖指肺与大肠为燥金也。

十五、泻火之剂（二十七首 附方九）

黄连解毒汤　三焦实热

黄连解毒汤四味，黄柏黄芩栀子备；

躁狂大热呕不眠，吐衄斑黄均可使；

若云三黄石膏汤，再加麻黄及淡豉；

此为伤寒温毒盛，三焦表里相兼治；

栀子金花加大黄，润肠泻热真堪倚。

毒即大热也。黄连、黄柏、黄芩、栀子，等份。

栀子金花丸，黄芩、黄柏、黄连、栀子、大黄，水丸。

附子泻心汤 （仲景）恶寒痞满

附子泻心用三黄，寒加热药以维阳；

痞乃热邪寒药治，恶寒加附始相当；

大黄附子汤同意，温药下之妙异常。

芩、连各一两，大黄二两，附子一枚（炮）。恐三黄重损其阳，故加附子。

伤寒痞满从外之内，满在胸而不在胃，多属热邪，故宜苦泻。若杂病之痞从内之外，又宜辛散。

经曰：心下痞，按之软，关脉浮者，大黄黄连泻心汤；心下痞而复恶寒汗出者，附子泻心汤。

大黄附子汤，大黄、细辛各二两，附

子一枚（炮）。《金匮》：阳中有阴，宜以
温药下其寒，后人罕识其旨。

半夏泻心汤（仲景）胸下虚痞

半夏泻心黄连芩，干姜甘草与人参；

大枣和之治虚痞，法在降阳而和阴。

半夏半斤，黄连一两，干姜、黄芩、
甘草（炙）、人参各三两，大枣十二枚。
治伤寒下之早。胸满而不痛者为痞，身寒
而呕，饮食不下，非柴胡证，凡用泻心
者，多属误下。非传经热邪，否而不泰为
痞。泻心者，必以苦，故用芩、连；散痞
者，必以辛，故用姜、夏；欲交阴阳、通
上下者，以和其中，故用参、甘、大枣。

白虎汤（仲景）肺胃实热

白虎汤用石膏煨，知母甘草粳米陪；

亦有加入人参者，躁烦热渴舌生胎。

石膏一斤，知母六两，甘草二两，粳
米六合。加人参，名人参白虎汤。

白虎西方金神，此方清肺金而泻火，故名。然必实热方可用之，或有血虚身热，脾虚发热，及阴盛格阳，类白虎汤证投之，不可救也。

按：白虎证：脉洪大有力；类白虎证：脉大而虚，以此为辨。又当观小便，赤者为内热，白者为内寒也。

竹叶石膏汤 （仲景） 脾胃虚热

竹叶石膏汤人参，麦冬半夏与同林；
甘草生姜兼粳米，暑烦热渴脉虚寻。

竹叶二把，石膏一斤，人参三两，甘草（炙）三两，麦冬一升，半夏、粳米各半斤，加姜煎。治伤寒解后呕泻少气。竹叶、石膏之辛寒，以散余热；参、甘草、粳、麦之甘平，以补虚生津；姜、夏之辛温以豁痰止呕。

升阳散火汤 （东垣） 火郁

升阳散火葛升柴，羌独防风参芍侪；

生炙二草加姜枣，阳经火郁发之佳。

柴胡八钱，葛根、升麻、羌活、独活、人参、白芍各五钱，防风二钱半，甘草（炙）三钱，生甘草二钱，每服五钱，加姜、枣煎。火发多在肝胆之经，以木盛能生火，而二经俱夹相火。故以柴胡散肝为君，羌、防以发太阳之火，升、葛以发阳明之火，独活以发少阴之火，加参、甘者补土以泻火，加白芍者泻肝而益脾，且令散中有补，发中有收也。

凉膈散 （《局方》）膈上实热

凉膈硝黄栀子翘，黄芩甘草薄荷饶；

竹叶蜜煎疗膈上，中焦燥实服之消。

连翘四两，大黄（酒浸）、芒硝、甘草各二两，栀子（炒黑），黄芩（酒炒）、薄荷各一两为末，每服三钱，加竹叶、生蜜煎。连翘、薄荷、竹叶（叶生竹上，故治上焦）以升散于上，栀、芩、硝、黄以推泻于下，使上升下行而膈自清矣，加甘草、生蜜者，病在膈，甘以缓之也。

潘思敬曰：仲景调胃承气汤，后人加味一变而为凉膈散，再变而为防风通圣散。

清心莲子饮 （《局方》） 胃火淋渴

清心莲子石莲参，地骨柴胡赤茯苓；

芪草麦冬车前子，躁烦消渴及崩淋。

石莲、人参、柴胡、赤茯苓、黄芪各三钱，黄芩（酒炒）、地骨皮、麦冬、车前子、甘草（炙）各二钱。参、芪、甘草补虚泻火，柴胡、地骨退热平肝，黄芩、麦冬清热上焦，赤茯、车前利湿下部，中以石莲交其心肾。

甘露饮 （《局方》） 胃中湿热

甘露两地与茵陈，芩枳枇杷石斛伦；

甘草二冬平胃热，桂苓犀角可加均。

生地、熟地、茵陈、黄芩、枳壳、枇

杷叶、石斛、甘草、天冬、麦冬，等份煎。二地、二冬、甘草、石斛平胃肾之虚热，清而兼补；黄芩、茵陈折热而去湿；枳壳、枇杷抑气而降火。

加茯苓、肉桂，名桂苓甘露饮。《本事方》加犀角通治胃中湿热，口疮吐衄。

清胃散（东垣）胃火牙痛

清胃散用升麻连，当归生地牡丹全，

或益石膏平胃热，口疮吐衄及牙宣。

齿龈出血，黄连泻心火亦泻脾火，丹皮、生地平血热，当归引血归经，石膏泻阳明之火，升麻升阳明之清。

昂按：古人治血，多用升麻，然上升之药终不可轻施。

泻黄散　胃热口疮

泻黄甘草与防风，石膏栀子藿香充；

炒香蜜酒调和服，胃热口疮并见功。

防风四两，甘草二两，黑栀子一两，

藿香七钱，石膏五钱。栀子、石膏泻肺胃之火，藿香辟恶调中，甘草补脾泄热，重用防风者，能发脾中伏火，又能与土中泻木也。

钱乙泻黄散　脾胃郁火

钱乙泻黄升防芷，芩夏石斛同甘枳；

亦治胃热及口疮，火郁发之斯为美。

升麻、防风、白芷各钱半，黄芩、枳壳、石斛各一钱，甘草七分。升、防、白芷以散胃火，芩、夏、枳壳以清热开郁，石斛、甘草以平胃调中。

泻白散（钱乙）肺火

泻白桑皮地骨皮，甘草粳米四般宜；

参茯知芩皆可入，肺炎喘嗽此方施。

桑白皮、地骨皮各一钱，甘草五分，粳米百粒，桑皮泻肺火，地骨透虚热，甘草补土生金，粳米和中清肺。李时珍曰：此泻肺诸方之准绳也。

人参、茯苓、知母、黄芩听加，名加减泻白散。

泻青丸（钱乙）肝火

泻青丸用龙胆栀，下行泻火大黄资；
羌防升上芎归润，火郁肝经用此宜。

龙胆草、黑栀子、大黄（酒蒸）、羌活、防风、川芎、当归（酒洗），等份，蜜丸，竹叶汤下。羌、防引火上升，栀、胆、大黄抑火下降，芎、归养肝血而润肝燥。

龙胆泻肝汤（《局方》）肝经湿火

龙胆泻肝栀芩柴，生地车前泽泻偕；
木通甘草当归合，肝经湿热力能排。

胆草（酒炒）、栀子（酒炒）、黄芩（酒炒）、生地（酒炒）、柴胡、车前子、泽泻、木通、当归、甘草（生用）。龙胆、柴胡泻肝胆之火；黄芩、栀子泻肺与三焦之热以佐之；泽泻泻肾经之湿；木通、车前泻小肠膀胱之湿以佐之；归、地养血补肝；甘草缓中益胃，不令苦寒过于泄下也。

当归龙荟丸 (《宣明》) 肝火

当归龙荟用四黄，龙胆芦荟木麝香；

黑栀青黛姜汤下，一切肝火尽能攘。

当归（酒洗）、胆草（酒洗）、栀子（炒黑）、黄连（酒炒）、黄柏（酒炒）、黄芩（酒炒）各一两，大黄（酒浸）、青黛（水飞）、芦荟各五钱，木香二钱，麝香五分，姜汤蜜丸下。肝木为生火之原，诸经之火因之而起。故以青黛、龙胆入本经而直折之，而以大黄、芩、连、柏、栀通平上下三焦之火也，芦荟大苦大寒，气燥入肝，恐诸药过于寒泻，故用当归养血补肝，用姜汤辛温为引，加木、麝者，取其行气通窍也，然非实热不可轻投。

左金丸（丹溪）肝火

左金茱连六一丸，肝经火郁吐吞酸；

再加芍药名戊己，热泻热痢服之安；

连附六一治胃痛，寒因热用理一般。

黄连六两（姜汁炒），吴茱萸一两（盐汤泡），亦名茱连丸。肝实则作痛或呕酸，心为肝子。故用黄连泻心清火，使火不克金，则金能制木而肝平矣；吴茱能入厥阴，行气解郁又能引热下行，故以为反佐。寒者，正治；热者，反治，使之相济以立功也。左金者，使肺右之，金得行于左，而平肝也。

再加芍药，名戊己丸。戊为胃土，己为脾土，加芍药伐肝安脾，使木不克土。

连附六一汤，治胃痛；黄连六两，附子一两。亦反佐也。

导赤散（钱乙）心小肠火

导赤生地与木通，草梢竹叶四般攻；

口糜淋痛小肠火，引热同归小便中。

生地、木通、草梢、竹叶，等份，煎。生地凉心血，竹叶清心气，木通泻心火入小肠，草梢达肾茎而止痛。

清骨散　骨蒸劳热

清骨散用银柴胡，胡连秦艽鳖甲符；

地骨青蒿知母草，骨蒸劳热保无虞。

银柴胡钱半，胡黄连、秦艽、鳖甲（童便炙）、地骨皮、青蒿、知母各一钱，甘草（炙）五分。地骨、胡连、知母以平内热，柴胡、青蒿、秦艽以散表邪，鳖甲引诸药入骨而补阴，甘草和诸药而泻火。

普济消毒饮（东垣）大头天行

普济消毒芩连鼠，玄参甘桔蓝根侣；

升柴马勃连翘陈，僵蚕薄荷为末咀；

或加人参及大黄，大头天行力能御。

黄芩（酒炒）、黄连（酒炒）各五钱，玄参、甘草（生用）、桔梗、柴胡、陈皮

（去白）各二钱，鼠粘子、板蓝根、马勃、连翘、薄荷各一钱，僵蚕、升麻各七分，末服，或蜜丸噙化。

虚者加人参，便秘加大黄。

大头天行，亲戚不相访问，染者多不救。

原文曰：芩、连泻心肺之火为君；玄参、陈皮、甘草泻火补肺为臣；连翘、薄荷、鼠粘、蓝根、僵蚕、马勃散肿消毒定喘为佐；升麻、柴胡散阳明、少阳二经之阳，桔梗为舟楫，不令下行为载。

李东垣曰：此邪热客心肺之间，上攻头面为肿，以承气泻之，是为诛伐无过，遂处此方，全活甚众。

清震汤（河间）雷头风

清震汤治雷头风，升麻苍术两般充；

荷叶一枝升胃气，邪从上散不传中。

升麻、苍术二味，《局方》为升麻汤。

头面肿痛疙瘩名雷头风。一云头如雷鸣。

东垣曰：邪在三阳，不可过用寒药重剂诛伐无过处。清震汤升阳解毒，盖取震为雷之义。

桔梗汤（《济生》）肺痈咳吐脓血

桔梗汤中用防己，桑皮贝母瓜蒌子；

甘枳当归薏杏仁，黄芪百合姜煎此；

肺痈吐脓或咽干，便秘大黄可加使。

桔梗、防己、瓜蒌、贝母、当归、枳壳、薏苡仁、桑皮各五分，黄芪七分，杏仁、百合、甘草各三分，姜煎。

一方有人参，无枳壳。

黄芪补肺气，杏仁、薏仁、桑皮、百合补肺清火，瓜蒌、贝母润肺除疾，甘、桔开提气血、利膈散寒，防己散肿除风、泻湿清热，当归以和其血，枳壳以利其气。

清咽太平丸　　肺火咯血

清咽太平薄荷芎，柿霜甘桔及防风；

犀角蜜丸治膈热，早间咯血颊常红。

两颊肺肝之部，早间寅卯木旺之时，木能生火来克肺金。

薄荷十两，川芎、柿霜、甘草、防风、犀角各二两，桔梗三两，蜜丸。川芎血中气药散瘀升清，防风血药之使，搜肝泻肺，薄荷理血散热、清咽除蒸，犀角凉心清肝，柿霜生津润肺，甘草缓炎上之火势，桔梗载诸药而上浮。

消斑青黛饮 （陶节庵）　胃热发斑

消斑青黛栀连犀，知母玄参生地齐；

石膏柴胡人参草，便实参去大黄跻；

姜枣煎加一匙醋，阳邪里实此方稽。

发斑虽由胃热，亦诸经之火有以助之。青黛、黄连清肝火，栀子清心肺之火，玄参、知母、生地清肾火，犀角、石膏清胃火，引以柴胡使达肌表，使以姜、枣以和营卫，热毒入里亦由胃虚；故以人参、甘草益胃，加醋者酸以收之也。大便实，去人参，加大黄。

辛夷散 （严氏）热湿鼻瘜

辛夷散里藁防风，白芷升麻与木通；
芎细甘草茶调服，鼻生瘜肉此方攻。

肺经湿热上蒸于脑，入鼻而生瘜肉，犹湿地得热而生芝菌也。诸药等份，末服三钱。辛夷、升麻、白芷能引胃中清阳上行头脑，防风、藁本能入巅顶燥热祛风，细辛散热通窍，川芎散郁疏肝，木通、茶清泻火下行，甘草甘平，缓其辛散也。

苍耳散 （陈无择）风热鼻渊

苍耳散中用薄荷，辛夷白芷四般和；
葱茶调服疏肝肺，清升浊降鼻渊瘥。

苍耳子（炒）二钱半，薄荷、辛夷各五钱，白芷一两，末服。凡头面之疾，皆由清阳不升、浊阴逆上所致，浊气上灼于脑，则鼻流浊涕为渊。数药升阳通窍，除湿散风，故治之也。

妙香散（王荆公）惊悸梦遗

妙香山药与参芪，甘桔二茯远志随；
少佐辰砂木香麝，惊悸郁结梦中遗。

山药二两（乳汁炒），人参、黄芪（蜜炙）、茯苓、茯神、远志（炒）各一两，桔梗、甘草各三钱，辰砂二钱，木香二钱半，麝香一钱，为末，每服二钱，酒下。山药固精，参、芪补气，远志、二茯清心宁神，桔梗、木香疏肝清肺，辰、麝镇心散郁辟邪，甘草补中，协和诸药，使精气神相依，邪火自退，不用固涩之药，为泄遗良剂。以其安神利气，故亦治惊悸郁结。

十六、除痰之剂（十首　附方五）

二陈汤（《局方》）一切痰饮

二陈汤用半夏陈，益以茯苓甘草臣；

利气调中兼去湿，一切痰饮此为珍；

导痰汤内加星枳，顽痰胶固力能驯；

若加竹茹与枳实，汤名温胆可宁神；

润下丸仅陈皮草，利气祛痰妙绝伦。

半夏（姜制）二钱，陈皮（去白）、茯苓各一钱，甘草五分，加姜煎。

陈皮利气，甘草和中，苓、夏除湿顺气，湿除气顺，痰饮自散。

加胆星以助半夏，加枳实以成冲墙倒壁之功。二陈汤加竹茹、枳实，名温胆汤，治胆虚不眠。

陈皮（去白，盐五钱），水浸洗，八两，甘草二两，蜜炙蒸饼糊丸（润下丸，丹溪），姜汤下。或将陈皮盐水煮晒，同甘草为末，名二贤散。不可多服，恐损元气。

涤痰汤 （严氏）中风痰证

涤痰汤用半夏星，甘草橘红参茯苓；
竹茹菖蒲兼枳实，痰迷舌强服之醒。

治中风痰迷心窍，舌强不能言。半夏（姜制）、胆星各二钱半，橘红、枳实、茯苓各三钱，人参、菖蒲各一钱，竹茹七分，甘草五分，加姜煎，此即导痰汤。加人参扶正，菖蒲开窍，竹茹清金。

青州白丸子 风痰惊悸

青州白丸星夏并，白附川乌俱用生；
晒露糊丸姜薄引，风痰瘫痪小儿惊。

半夏（水浸，去衣）七两，南星、白附子各二两，川乌（去皮脐）五钱。四味俱生用为末，袋盛水摆出粉，再擂再摆，以尽为度，瓷盆盛贮，日晒夜露，春五夏三秋七冬十日，糯米糊丸，姜汤下，瘫痪酒下，惊风薄荷汤下。痰之生也，由于风寒湿。星、夏辛温，祛痰燥湿；乌、附辛热，散寒逐风；浸而曝之，杀其毒也。

清气化痰丸　顺气行痰

清气化痰星夏橘，杏仁枳实瓜蒌实；
苓苓姜汁为糊丸，气顺火消痰自失。

半夏（姜制）、胆星各两半，橘红、枳实（麸炒）、杏仁（去皮尖）、瓜蒌仁（去油）、黄芩（酒炒）、茯苓各一两，姜制糊丸，淡姜汤下。气能发火，火能生痰。陈、杏降逆气，枳实破滞气，苓、瓜平热气，星、夏燥湿气，茯苓行水气。水湿火热皆生痰之本也，故化痰必以清气为先。

常山饮　（《局方》）痰疟

常山饮中知贝取，乌梅草果槟榔聚；
姜枣酒水煎露之，祛痰截疟功堪诩。

常山（烧酒炒）二钱，知母、贝母、

草果（煨）、槟榔各一钱，乌梅二个。一方加穿山甲、甘草。疟未发时面东温服。知母治阳明独胜之热，草果治太阴独胜之寒，二经和则阴不致交争矣；常山吐痰行水，槟榔下气破积，贝母清火散痰，乌梅敛阴退热，须用在发散表邪及提出阳分之后为宜。

滚痰丸（王隐君）顽痰怪病

滚痰丸用青礞石，大黄黄芩沉木香；

百病多因痰作祟，顽痰怪证力能匡。

青礞石一两（用焰硝一两，同入瓦罐盐泥固济，煅至石色如金为度）、大黄（酒蒸）、黄芩（酒洗）各八两，沉香五钱，为末，水丸，姜汤下，量虚实服。礞石慓悍能攻陈积伏匿之痰，大黄荡实热以开下行之路，黄芩凉心肺以平上僭之火，沉香能升降诸气，以导诸药为使，然非实体不可轻投。

金沸草散（《活人》）咳嗽多痰

金沸草散前胡辛，半夏荆甘赤茯因；
煎加姜枣除痰嗽，肺感风寒头自颦；
局方不用细辛茯，加入麻黄赤芍均。

旋覆花、前胡、细辛各一钱，半夏五分，荆芥钱半，甘草（炙）三分，赤茯苓六分。风热上壅故生痰作嗽。荆芥发汗散风，前胡、旋覆清痰降气、半夏燥痰散逆，甘草发散缓中，细辛温经，茯苓利湿，用赤者入血分而泻丙丁（小肠为丙火，心为丁火）也。

《局方》金沸草散不用细辛、茯苓，加入麻黄、赤芍，但治同。

半夏天麻白术汤（东垣）痰厥头痛

半夏天麻白术汤，参芪橘柏及干姜；
苓泻麦芽苍术曲，太阴痰厥头痛良。

半夏、麦芽各钱半，白术、神曲（炒）各一钱，人参、黄芪、陈皮、苍术、茯苓、泽泻、天麻各五分，干姜三分，黄柏（酒洗）二分。痰厥非半夏不能除，风虚非天麻不能定，二术燥湿益气，黄芪泻火补中，陈皮调气升阳，苓、泻泄热导水，曲、麦化滞助脾，干姜以涤中寒，黄柏以泻在泉少火也。

顺气消食化痰丸 （瑞竹堂） 酒食生痰

顺气消食化痰丸，青皮星夏菔苏攒；

曲麦山楂葛杏附，蒸饼为糊姜汁抟。

半夏（姜制）、胆星各一斤，陈皮（去白）、青皮、苏子、沉香（水炒）、莱菔子、生姜、麦芽（炒）、神曲（炒）、山楂（炒）、葛根、杏仁（去皮尖，炒）、香附（醋炒）各一两，姜汁和，蒸饼为糊丸。痰因湿生，星、夏燥湿；痰因气升，苏子、杏仁降气；痰因气滞，青、陈、香附导滞；痰生于酒食，曲、葛解酒，楂、麦消食。湿去食消，则痰不生，气顺则喘满自止矣。

截疟七宝饮 (《易简》) 祛痰截疟

截疟七宝常山果，槟榔朴草青陈伙；

水酒合煎露一宵，阳经实疟服之妥。

常山（酒炒）、草果（煨）、槟榔、厚朴、青皮、陈皮、甘草，等份，水酒各半煎，露之，发日早晨面东温服。常山吐痰，槟榔破积，陈皮利气，青皮伐肝，厚朴平胃，草果消膏粱之痰，加甘草入胃，佐常山以引吐也。

十七、收涩之剂（九首 附方二）

金锁固精丸 梦遗精滑

金锁固精芡莲须，龙骨蒺藜牡蛎需；

连粉糊丸盐酒下，涩精秘气滑遗无。

芡实（蒸）、莲须蕊、沙苑蒺藜各二两，龙骨（酥炙）、牡蛎（盐水煮一日夜，煅粉）各一两，莲子粉为糊丸，盐汤或酒

下。芡实固精补脾，牡蛎涩精清热，莲子
交通心肾，蒺藜补骨益精，龙骨、莲须固
精收脱之品。

茯菟丹（《局方》）遗精消渴

茯菟丹疗精滑脱，菟苓五味石莲末；

酒煮山药为糊丸，亦治消中及消渴。

强中者，下消之人，茎长兴盛不交精
出也。菟丝子十两（酒浸），五味子八两，
白茯苓、石莲各三两，山药六两，酒煮为
糊丸。漏精，盐汤下；赤浊，灯心汤下；
白浊，茯苓汤下；消渴，米饮下。菟丝强
阴益阳，五味涩精生水，石莲清心止浊，
山药利湿固脾，茯苓甘淡渗湿，于补阴之
中能泄肾邪也。

治浊固本丸　湿热精浊

治浊固本莲蕊须，砂仁连柏二苓俱；

益智半夏同甘草，清热利湿固兼驱。

莲须、黄连（炒）各二两，砂仁、黄

柏、益智仁、半夏（姜制）、茯苓各一两，
猪苓二两，甘草（炙）三钱。精浊多由温
热与痰，连、柏清热，二苓利湿，半夏除
痰；湿热多由郁滞，砂、智利气兼能固肾
益脾；甘草补土和中，莲须则涩以止
脱也。

诃子散 (东垣) 寒泻脱肛

诃子散用治寒泻，炮姜粟壳橘红也；

河间木香诃草连，仍用术芍煎汤下；

二方药异治略同，亦主脱肛便血者。

诃子煨七分，炮姜六分，罂粟壳（去
蒂，蜜炙）、橘红各五分，末服。粟壳固
肾涩肠，诃子收脱住泻，炮姜逐冷补阳，
陈皮升阳调气。

河间诃子散，诃子一两（半生半煨），
木香五钱，黄连三钱，甘草二钱，为末
煎，白术、白芍汤调服。久泻以此止之，
不止加厚朴二钱。

桑螵蛸散 (寇宗奭) 便数健忘

桑螵蛸散治便数,参苓龙骨同龟壳;
菖蒲远志及当归,补肾宁心健忘觉。

桑螵蛸(盐水炒)、人参、茯苓(一用茯神)、龙骨(煅)、龟板(酥炙)、菖蒲(盐炒)、远志、当归,等份为末,临卧服二钱,人参汤下。治小便数而欠,补心虚安神。虚则便数,故以人参、螵蛸补之;热则便欠,故以龟板滋之,当归润之;菖蒲、茯苓、远志并能清心热而通心肾,使心脏清则小肠之腑宁也。

真人养脏汤 (罗谦甫) 虚寒脱肛久痢

真人养脏诃粟壳,肉蔻当归桂木香;
术芍参甘为涩剂,脱肛久痢早煎尝。

诃子(面裹煨)一两二钱,罂粟壳(去蒂,蜜炙)三两六钱,肉豆蔻(面裹煨)五钱,当归、白术(炒)、白芍(酒浸)、人参各六钱,木香二两四钱,桂枝八钱，生甘草一两八钱，每服四钱。脏寒甚加附子，一方无当归，一方有干姜。脱肛由于虚寒，参、术、甘草以补其虚，官桂、豆蔻以温其寒，木香调气，当归和血，芍药酸以收敛，诃子、粟壳涩以止脱。

当归六黄汤　自汗盗汗

当归六黄治汗出，芪柏芩连生熟地；

泻火固表复滋阴，加麻黄根功更异；

或云此药太苦寒，胃弱气虚在所忌。

醒而汗出曰自汗，寐而汗出曰盗汗。

当归、黄柏、黄连、黄芩、二地等份，黄芪加倍。

汗由阴虚，归、地以滋其阴；汗由火扰，黄芩、柏、连以泻其火；汗由表虚，倍用黄芪以固其表。

李时珍曰：麻黄根走表，能引诸药至卫分而固腠理。

柏子仁丸　阴虚盗汗

柏子仁丸人参术，麦麸牡蛎麻黄根；

再加半夏五味子，阴虚盗汗枣丸吞。

柏子仁（炒研去油）一两，人参、白术、牡蛎（煅）、麻黄根、半夏、五味各一两，麦麸五钱，枣肉丸，米饮下。心血虚则卧而汗出，柏仁养心宁神，牡蛎、麦麸凉心收脱，北五味敛汗，半夏燥湿，麻黄根专走肌表，引参、术以固卫气。

牡蛎散　阳虚自汗

阳虚自汗牡蛎散，黄芪浮麦麻黄根；

扑法芎藁糯米粉，或将龙骨牡蛎扪。

牡蛎（煅研）、黄芪、麻黄根各一两，浮小麦百粒，煎。牡蛎、浮麦凉心止汗，黄芪、麻黄根走肌表而固卫。扑汗法：白术、藁本、川芎各二钱半，糯米粉两半，为末，袋盛，周身扑之。龙骨、牡蛎为末，合糯米粉等份，亦可扑汗。

十八、杀虫之剂（二首）

乌梅丸（仲景）蛔厥

乌梅丸用细辛桂，人参附子椒姜继；

黄连黄柏及当归，温脏安蛔寒厥剂。

乌梅三百个（醋浸蒸），细辛、桂枝、附子（炮）、人参、黄柏各六两，黄连一斤，干姜十两，川椒（去核）、当归各四两。治伤寒厥阴证，寒厥吐蛔。虫得酸则伏，故用乌梅；得苦则安，故用连、柏；蛔因寒而动，故用附子、椒、姜；当归补肝，人参补脾，细辛发肾邪，桂枝散表风。程郊倩曰：名曰安蛔，实是安胃。故仲景云：并主下痢。

化虫丸 肠胃诸虫

化虫鹤虱及使君，槟榔芜荑苦楝群；

白矾胡粉糊丸服，肠胃诸虫永绝氛。

鹤虱、槟榔、苦楝根（东引者）、胡

粉（炒）各一两，使君子、芜荑各五钱，
枯矾一钱半，面粉丸，亦可末服。数药皆
杀虫之品，单服尚可治之，荟萃为丸，而
虫焉有不死者乎。

十九、痈疡之剂（六首　附方二）

真人活命饮　一切痈疽

真人活命金银花，防芷归陈草节加；

贝母天花兼乳没，穿山角刺酒煎嘉；

一切痈疽能溃散，溃后忌服用毋差；

大黄便实可加使，铁器酸物勿沾牙。

　　金银花（金银花一名忍冬）二钱，当
归（酒洗）、陈皮（去白）各钱半，防风
七分，白芷、甘草节、贝母、天花粉、乳
香各一钱，没药五分，二味另研，候药
熟，下皂角刺五分，穿山甲三大片，锉蛤
粉（炒），去粉，用好酒煎服，恣饮尽醉。
忍冬、甘草散热解毒，痈疡圣药，花粉、

贝母清痰降火，防风、白芷燥湿排脓，当归和血，陈皮行气，乳香托里护心，没药散瘀消肿，山甲、角刺透经络而溃坚，加酒以行药势也。一切痈疽已成者溃，未成者散。

金银花酒　痈疽初起

金银药酒加甘草，奇疡恶毒皆能保；

护膜须用蜡矾丸，二方均是疡科宝。

金银花五两（生者更佳），甘草一两，酒水煎，一日一夜服尽。黄蜡二两，白矾一两，溶化为丸酒服十丸，加至百丸则有力，使毒不攻心。一方加雄黄，名雄矾丸，蛇咬尤宜服之。

托里十补散　解里散表

托里十补参芪芎，归桂白芷及防风；

甘桔厚朴酒调服，痈疡脉弱赖之充。

托里十补散，即《局方》十宣散。人参、黄芪、当归各二钱，川芎、桂心、白芷、防风、甘草、桔梗、厚朴各一钱，热酒调服。参、芪补气，当归和血，甘草解毒，防风发表，厚朴散满，桂、芷、桔梗排脓，表里气血交治，共成内托之功。

托里温中汤（孙彦和）寒疡内陷

托里温中姜附羌，茴木丁沉共四香；

陈皮益智兼甘草，寒疡内陷呕泻良。

附子（炮）四钱，炮姜、羌活各三钱，木香钱半，茴香、丁香、沉香、益智仁、陈皮、甘草各二钱，加姜五片，煎。治疮疡变寒内陷。心痞、便溏、呕呃、昏聩、疡寒内陷。故用姜、附温中助阳，羌活通关节，炙草益脾元，益智、丁、沉以止呃进食，茴、木、陈皮以散满除痞。

此孙彦和治王伯禄臂疡，盛夏用此，亦舍时从证之变法也。

托里定痛汤　内托止痛

托里定痛四物兼，乳香没药桂心添；

再加蜜炒罂粟壳，溃疡虚痛去如拈。

罂粟壳收涩，能止诸痛，桂心、四物（当归、地黄、川芎、白芍）活血托里充肌，乳香能引毒气外出不致内攻，与没药并能消除痈肿止痛。

散肿溃坚汤 （东垣） 消坚散肿

散肿溃坚知柏连，花粉黄芩龙胆宣；

升柴翘葛兼甘桔，归芍棱莪昆布全。

黄芩八钱（半酒炒半生用），知母、黄柏（酒炒）、花粉、胆草（酒炒）、桔梗、昆布各五钱，柴胡四钱，升麻、连翘、甘草（炙）、三棱（酒炒）、莪术（酒洗，炒）各三钱，葛根、归尾（酒洗）、白芍（酒炒）各二钱，黄连二钱，每服五六钱，先浸后煎。连翘、升、葛解毒升阳，甘、桔、花粉排脓利膈，归、芍活血，昆布散痰，棱、莪破血行气，龙胆、知、柏、芩、连大泻诸经之火也。

二十、经产之剂（十二首 附方二十二）

妇人诸病与男子同，惟行经妊娠则不可例治，故立经产一门。

妊娠六合汤（海藏）妊娠伤寒

海藏妊娠六合汤，四物为君妙义长；

伤寒表虚地骨桂，表实细辛兼麻黄；

少阳柴胡黄芩入，阳明石膏知母藏；

小便不利加苓泻，不眠黄芩栀子良；

风湿防风与苍术，发斑蕴毒升翘将；

胎动血漏名胶艾，虚痞朴实颇相当；

脉沉寒厥益桂附，便秘蓄血桃仁黄；

安胎养血先为主，余因各症细参详；

后人此法治经水，过多过少别温凉；

温六合汤加芩术，色黑后期连附商；

热六合汤栀连益，寒六合汤加附姜；

气六合汤加陈朴，风六合汤加艽羌；

此皆经产通用剂，说与时师好审量。

　　表虚自汗，发热恶寒，头痛脉浮。四物（当归、地黄、川芎、白芍）四两，加桂枝、地骨皮各七钱，二药解肌实表，名表虚六合汤。头痛身热，无汗脉紧。四物四两，加细辛、麻黄各五钱，二药温经发汗，名表实六合汤。寒热胁痛，心烦善呕，口苦脉弦为少阳证。加柴胡解表，黄芩清里，名柴胡六合汤。大热烦渴，脉大而长为阳明证。加白虎汤清肺泻胃，名石膏六合汤。加茯苓、泽泻利水，名茯苓六合汤。汗下后不得眠，加黄芩、栀子养阴除烦，名栀子六合汤。兼风兼湿，肢节烦痛，心热脉浮。加防风搜风，苍术燥湿，名风湿六合汤。伤寒汗下后，动胎漏血，加阿胶、艾叶益血安胎，名胶艾四物汤。胸满痞胀，加厚朴、枳实（炒）散满消痞，名朴实六合汤。身冷、拘急腹痛、脉沉，亦有不得已而加附子、肉桂散寒回阳者，名附子六合汤。大便秘，小便赤，脉实数，或膀胱蓄血，亦有加桃仁、大黄润燥通幽者，名大黄六合汤。加黄芩、白术治经水过多。黄芩抑阳，白术补脾，脾能统血。加黄连清热，香附行气，名连附六合汤。加栀子、黄连治血海虚热。加炮姜、附子治血满虚寒。加陈皮、厚朴治气郁经阻。加秦艽、羌活治血虚风痉。

胶艾汤（《金匮》）胎动漏血

胶艾汤中四物先，阿胶艾叶甘草全；

妇人良方单胶艾，胎动血漏腹痛痊；

胶艾四物加香附，方名妇宝调经专。

阿胶、川芎、甘草各二两，艾叶、当归各三两，芍药、地黄各四两，酒水煎，纳阿胶烊化服。四物养血，阿胶补阴，艾叶补阳，甘草升胃，加酒行经。《妇人良方》单用胶、艾，亦名胶艾汤，治胎动、血漏、腹痛；胶艾四物加香附（用童便、盐水、酒、醋各浸三日，炒），方名妇宝丹，专用调经。

当归散（《金匮》）养血安胎

当归散益妇人妊，术芍芎归及子芩；

安胎养血宜常服，产后胎前功效深。

妇人怀妊宜常用之，临盆易产，且无众疾。

当归、川芎、芍药、黄芩各一斤，白术半斤，为末，酒调服。丹溪曰：黄芩、白术安胎之圣药。盖怀妊宜清热凉血，血不妄行则胎安，黄芩养阴退阳能除胃热；脾胃健则能化血养胎，白术补脾亦除胃热，自无半产胎动血漏之患也。

黑神散（《局方》）消瘀下胎

黑神散中熟地黄，归芎甘草桂炮姜；

蒲黄黑豆童便酒，消瘀下胎痛逆忘。

瘀血攻冲则作痛，胞胎不下，亦由血滞不行。

诸药各四两，黑豆（炒去皮），半斤酒，童便合煎。熟地、归、芍以濡血，蒲黄、黑豆滑以行血，黑姜、官桂热以动血，缓以甘草，散以童便，行以酒力也。

清魂散（严氏）产中昏晕

清魂散用泽兰叶，人参甘草川芎协；

荆芥理血兼祛风，产中昏晕神魂贴。

泽兰、人参、甘草（炙）各三分，川芎五分，荆芥一钱，酒调下。川芎、泽兰和血，人参、甘草补气，外感风邪，荆芥能疏血中之风。

肝藏魂，故曰清魂。

羚羊角散（《本事方》）子痫

羚羊角散杏薏仁，防独芎归又茯神；

酸枣木香和甘草，子痫风中可回春。

羚羊角屑一钱，杏仁、薏仁、防风、独活、川芎、当归、茯神、枣仁（炒）各五分，木香、甘草各二分半，加姜煎。治妊娠中风，涎潮僵仆，口噤搐搦，名子痫。羚羊平肝火，防、独散风邪，枣、茯以宁神，芎、归以和血，杏仁、木香以利气，薏仁、甘草以调脾。

当归生姜羊肉汤 （《金匮》） 蓐劳

当归生姜羊肉汤，产中腹痛蓐劳匡；

亦有加入参芪者，千金四物甘桂姜。

当归三两，生姜五两，羊肉一斤。产后发热，自汗身痛，名蓐劳。腹痛，瘀血未去，新血尚未生也。气能生血，羊肉辛热，用气血之属以补气血，当归引入血分，生姜引入气分，以生新血，加参、芪者，气血交补也。千金羊肉汤，芎、归、芍、地、甘草、干姜、肉桂，加羊肉煎。

达生散 （丹溪） 经产

达生紫苏大腹皮，参术甘陈归芍随；

再加葱叶黄杨脑，孕妇临盆先服之；

若将川芎易白术，紫苏饮子子悬宜。

达生散（达：小羊也，取其易生），大腹皮三钱，紫苏、人参、白术（土炒），陈皮、当归（酒洗）、白芍（酒洗）各一钱，甘草（炙）三钱，青葱五叶，黄杨脑七个，煎。归、芍以益其血，参、术以补其气，陈、腹、苏、葱以疏其壅，不虚不滞，产自无难矣。

胎气不和，上冲心腹，名子悬，紫苏饮子（严氏）治之。

参术饮　妊娠转胞

妊娠转胞参术饮，芎芍当归熟地黄；

炙草陈皮兼半夏，气升胎举自如常。

丹溪：转胞者，气血不足，或痰饮阻塞，胎为胞逼，压在一边，故脐下急痛，而小便或数或闭也。此即人参汤除茯苓加陈皮、半夏以除痰，加姜煎。

牡丹皮散（《妇人良方》）血瘕

牡丹皮散延胡索，归尾桂心赤芍药；

牛膝棱莪酒水煎，气行瘀散血瘕削。

瘀血凝聚则成瘕。丹皮、延胡索、归尾、桂心各三分，赤芍、牛膝、莪术各六分，三棱四分，酒水各半煎。桂心、丹皮、赤芍、牛膝行其血，三棱、莪术、归尾、延胡兼行血中气滞，气中血滞，则结者散矣。

固经丸（《妇人良方》）经多崩漏

固经丸用龟板君，黄柏樗皮香附群；
黄芩芍药酒丸服，漏下崩中色黑殷。

治经多不止，色紫黑者属热。

龟板（炙）四两，黄柏（酒炒）、芍药（酒炒）各二两，樗皮（炒）、香附（童便浸，炒）各两半，黄芩（酒炒）二两，酒丸。阴虚不能制胞经之火，故经多，龟板、芍药滋阴壮水，黄芩清上焦，黄柏泻下焦，香附辛以散郁，樗皮涩以收脱。

柏子仁丸（《良方》）血少经闭

柏子仁丸熟地黄，牛膝续断泽兰芳；
卷柏加之通血脉，经枯血少肾肝匡。

柏子仁（去油）、牛膝（酒浸）、卷柏各五钱，熟地一两，续断、泽兰各二两，蜜丸米饮下。经曰：心气不得下降则月事不来，柏子仁安神养心，熟地、续断、牛膝补肝益肾，泽兰、卷柏活血通经。

二十一、便用杂方

望梅丸（讱庵）生津止渴

望梅丸用盐梅肉，苏叶薄荷与柿霜；
茶末麦冬糖共捣，旅行赍服胜琼浆。

盐梅肉四两，麦冬（去心）、薄荷叶（去梗）、柿霜、细茶各一两，紫苏叶（去梗）五钱，为极细末，白霜糖四两，共捣为丸，鸡子大。旅行带之，每含一丸生津止渴。加参一两尤好。

骨灰固齿牙散 固齿

骨灰固齿猪羊骨，腊月腌成煅研之；
骨能补骨咸补肾，坚牙健啖老尤奇。

用腊月腌猪、羊骨，火煅细研，每晨擦牙，不可间断，至老而其效益彰，头上齿骨亦佳。

软脚散 远行健足

软脚散中芎芷防，细辛四味研如霜；
轻撒鞋中行远道，足无箴疱汗皆香。

防风、白芷各五钱，川芎、细辛各二钱半，为末。行远路者撒少许于鞋内，步履轻便，不生箴疱，足汗皆香。

稀痘神方（米以功）小儿稀痘方

稀痘神丹三种豆，粉草细末竹筒装；
腊月厕中浸洗净，风干配入梅花良；
丝瓜藤丝煎汤服，一年一次三年光；
又方蜜调忍冬末，不住服之效亦强；
更有元参菟丝子，蜜丸如弹空心尝；

白酒调化日二次，或加犀麦生地黄；

此皆验过稀痘法，为力简易免仓皇。

用赤小豆、黑豆、绿豆、粉草各一两，细末入竹筒中，削皮留节，凿孔入药，杉木塞紧，溶蜡封固，浸腊月厕中一月，取出洗浸风干，每药一两，配腊月梅花片三钱，以雪中花片落地者，不着人手，以针刺取更妙。如急出用，入纸套中略烘即干，儿大者服一钱，小者五分。以霜后丝瓜藤上小藤丝煎汤空腹服，忌荤腥十二日，解出黑粪为验，每年服一次，二次可稀，三次永不出矣。

又方，蜜调忍冬末（顾骧宇），金银花为末，糖调，不住服之。

更有元参菟丝子（娄江王相公），蜜丸如弹空心尝。

白酒调化日二次，菟丝子半斤（酒浸二宿，煮干去皮），元参四两，共为细末，蜜丸，弹子大，白汤调下，每日二次。

又方，加生地、麦冬四钱，犀角二两。

附：续编汤头歌诀

一、补益之剂

独参汤（《伤寒大全》）专补元气

独参功擅得嘉名，血脱脉微可返生；
一味人参浓取汁，应知专任力方宏。

龟鹿二仙胶（王肯堂）大补精髓

龟鹿二仙最守真，补人三宝气精神；
人参枸杞和龟鹿，益寿延年实可珍。

保元汤（李东垣）温补气虚

保元补益总偏温，桂草参芪四味存；
男妇虚劳幼科痘，持纲三气妙难言。

还少丹（杨倓）温肾补脾

还少温调脾肾寒，茱淮苓地杜牛餐；

苁蓉楮实茴巴枸，远志菖蒲味枣丸。

金匮肾气丸（张仲景）治肾祖方

金匮肾气治肾虚，熟地淮药及山萸；
丹皮苓泽加附桂，引火归原热下趋。
济生加入车牛膝，二便通调肿胀除；
钱氏六味去附桂，专治阴虚火有余。
六味再加五味麦，八仙都气治相殊；
更有知柏与杞菊，归芍参麦各分途。

右归饮（张景岳）温补肾命

右归饮治命门衰，附桂山萸杜仲施；
地草淮山枸杞子，便溏阳痿服之宜。
左归饮主真阴弱，附桂当除易麦龟。

当归补血汤（李东垣）血虚身热

当归补血有奇功，归少芪多力最雄；
更有芪防同白术，别名止汗玉屏风。

七宝美髯丹（邵应节）补益肝肾

七宝美髯何首乌，菟丝牛膝茯苓俱；
骨脂枸杞当归合，专益肾肝精血虚。

补心丹（《道藏》）宁心益智

补心丹用柏枣仁，二冬生地与归身；
三参桔梗朱砂味，远志茯苓共养神；
或以菖蒲更五味，劳心思虑过耗真。

虎潜丸（朱丹溪）脚痿

虎潜脚痿是神方，虎胫膝陈地锁阳；
龟板姜归知柏芍，再加羊肉捣丸尝。

河车大造丸（吴球）大补真元

河车大造膝苁蓉，二地天冬杜柏从；
五味锁阳归杞子，真元虚弱此方宗。

斑龙丸（《医统》）补益元阳

斑龙丸用鹿胶霜，苓柏菟脂熟地黄；
等份为丸酒化服，玉龙关下补元阳。

二、发表之剂

银翘散（《温病条辨》）温邪初起

银翘散主上焦医，竹叶荆牛薄荷豉；
甘桔芦根凉解法，风温初感此方宜；

咳加杏贝渴花粉，热甚栀芩次第施。

桑菊饮（《温病条辨》） 风温咳嗽

桑菊饮中桔梗翘，杏仁甘草薄荷饶；
芦根为引轻清剂，热盛阳明入母膏。

防风解毒汤（缪仲淳） 风温痧疹

防风解毒荆薄荷，大力石膏竹叶和；
甘桔连翘知术枳，风温痧疹肺经多。

竹叶柳蒡汤（缪仲淳） 小儿痧疹

竹味柳蒡干葛知，蝉衣荆芥薄荷司；
石膏粳米参甘麦，初起风痧此可施。

华盖散（《局方》） 风寒致哮

华盖麻黄杏橘红，桑皮苓草紫苏供；
三拗只用麻甘杏，表散风寒力最雄。

三、攻里之剂

芍药汤（《素问病机气宜保命集》）
痢下赤白

芍药芩连与锦纹，桂甘槟木及归身；

别名导气除甘桂，枳壳加之效若神。

香连丸（杨士瀛）赤白痢

香连治痢习为常，初起宜通勿遽尝；
别有白头翁可恃，秦皮连柏苦寒方。

更衣丸（《局方》）津枯便秘

更衣利便治津干，芦荟朱砂滴酒丸；
脾约别行麻杏芍，大黄枳朴蜜和团。

四、和解之剂

何人饮（《景岳全书》）虚疟

何人饮治久虚疟，参首归陈姜枣约；
追疟青陈柴半归，首乌甘草正未弱；
若名休疟脾元虚，参术归乌甘草酌；
四兽果梅入六君，补中兼收须量度；
更截实疟木贼煎，青朴夏榔苍术着。

奔豚汤（《金匮要略》）腹痛气上冲

奔豚汤治肾中邪，气上冲胸腹痛佳；

芩芍芎归甘草半，生姜干葛李根加。

达原饮（《瘟疫论》）瘟疫初起

达原厚朴与常山，草果槟榔共涤痰；
更用黄芩知母入，菖蒲青草不容删。

蒿芩清胆汤（《重订通俗伤寒论》）

清胆利湿，化痰和胃

俞氏蒿芩清胆汤，陈皮半夏竹茹襄。
赤苓枳壳兼碧玉，湿热轻宣此法良。

五、理气之剂

苏合香丸（《局方》）脏腑中恶，

小儿客忤

苏合香丸麝息香，木丁熏陆气同芳；
犀冰白术沉香附，衣用朱砂中恶尝。

瓜蒌薤白白酒汤（《金匮要略》）胸痹

瓜蒌薤白治胸痹，益以白酒温肺气；
加夏加朴枳桂枝，治法稍殊名亦异。

丹参饮（《时方歌括》）心胃诸痛

丹参饮里用檀砂，心胃诸痛效验赊；
百合汤中乌药佐，专除郁气不须夸；
圣惠更有金铃子，酒下延胡均可嘉。

六、理血之剂

黄土汤（张仲景）便后血

黄土汤将远血医，胶芩地术附甘随；
更知赤豆当归散，近血服之效亦奇。

黑地黄丸（刘河间）便血久痔

黑地黄丸用地黄，还同苍术味干姜；
多时便血脾虚陷，燥湿滋阴两擅长。

癫狗咬毒汤（《象山县验方》）泻疯狗毒

癫狗咬毒无妙方，毒传迅速有难当；
桃仁地鳖大黄共，蜜酒浓煎连滓尝。

血府逐瘀汤（《医林改错》）胸中瘀血

血府逐瘀归地桃，红花枳壳膝芎饶；

柴胡赤芍甘桔梗，血化下行不作劳。

少腹逐瘀汤（《医林改错》）少腹瘀血

少腹逐瘀芎炮姜，元胡灵脂芍茴香；
蒲黄肉桂当没药，调经止痛是良方。

补阳还五汤（《医林改错》）半身不

遂，口眼㖞斜

补阳还五赤芍芎，归尾通经佐地龙；
四两黄芪为主药，血中瘀滞用桃红。

七、祛风之剂

资寿解语汤（《医门法律》）中风

脾缓，舌强不语

资寿解语汤用羌，专需竹沥佐生姜；
防风桂附羚羊角，酸枣麻甘十味详。

小活络丹（《圣济总录》）中风不仁

小活络丹用二乌，地龙乳没胆星俱；
中风手足皆麻木，痰湿流连一服驱；

大活络丹多味益，恶风大症此方需。

羚角钩藤汤（《通俗伤寒论》）凉肝息风，增液舒筋

俞氏羚羊钩藤汤，桑叶菊花鲜地黄；
芍草茯苓川贝茹，凉肝增液定风方。

镇肝息风汤（《医学衷中参西录》）镇肝息风

张氏镇肝息风汤，龙牡龟牛制亢阳；
代赭天冬元芍草，茵陈川楝麦芽襄；
痰多加用胆星好，尺脉虚浮萸地匡；
加入石膏清里热，便溏龟赭易脂良。

八、祛寒之剂

参附汤（《妇人良方》）肾阳虚汗

参附汤疗汗自流，肾阳脱汗此方求；
卫阳不固须芪附，郁遏脾阳术附投。

天台乌药散（《医学发明》）寒疝结痛

天台乌药木茴香，川楝槟榔巴豆姜；

再用青皮为细末，一钱酒下痛疝尝。

黑锡丹（《局方》）镇纳肾虚阳浮

黑锡丹能镇肾寒，硫黄入锡结成团；
胡芦故纸茴沉木，桂附金铃肉蔻丸。

半硫丸（《局方》）虚冷便秘

半硫半夏与硫黄，虚冷下元便秘尝；
金液丹中硫一味，沉寒厥逆亦兴阳。

浆水散（刘河间）霍乱阳虚

浆水散中用地浆，干姜附桂与良姜；
再加甘草同半夏，吐泻身凉立转阳。

来复丹（《局方》）上盛下虚，里寒外热

来复丹用玄精石，硝石硫黄橘红着；
青皮灵脂复元阳，上盛下虚可镇宅。

九、利湿之剂

五淋散（《局方》）五淋

五淋散用草栀仁，归芍茯苓亦共珍；

气化原由阴以育，调行水道妙通神。

三仁汤 (《温病条辨》) 湿温

三仁杏蔻薏苡仁，朴夏白通滑竹伦；

水用甘澜扬百遍，湿温初起法堪遵。

甘露消毒丹 (叶天士) 湿温时疫

甘露消毒蔻藿香，茵陈滑石木通菖；

芩翘贝母射干薄，暑疫湿温为末尝。

鸡鸣散 (《证治准绳》) 脚气

鸡鸣散是绝奇方，苏叶茱萸桔梗姜；

瓜橘槟榔煎冷服，脚气浮肿效果良。

中满分消汤 (《兰室秘藏》) 中满寒胀

中满分消汤朴乌，归黄麻夏荜升胡；

香姜草果参芪泽，连柏芩青益智需；

丸用芩连砂朴实，夏陈知泽草姜俱；

二苓参术姜黄合，丸热汤寒治各殊。

二妙丸 (《丹溪心法》) 湿热骨酸

二妙丸中苍柏煎，若云三妙膝须添；

痿痹足疾堪多服，湿热全除病自痊。

十、润燥之剂

沙参麦冬汤（《温病条辨》）秋燥伤肺

沙参麦冬汤豆桑，玉竹甘花共合方；
秋燥耗伤肺胃液，苔光干咳此堪尝。

清燥救肺汤（《医门法律》）滋燥清火

清燥救肺参草杷，石膏胶杏麦芝麻；
经霜收下干桑叶，解郁滋干效可夸。

琼玉膏（朱丹溪）干咳

琼玉膏中生地黄，参苓白蜜炼膏尝；
肺枯干咳虚劳症，金水相滋效倍彰。

黄连阿胶汤（张仲景）热伤少阴

黄连阿胶鸡子黄，芍药黄芩合自良；
更有驻车归醋用，连胶姜炭痢阴伤。

滋肾通关丸（《兰室秘藏》）癃闭

滋肾通关桂柏知，溺癃不渴下焦医；

大补阴丸除肉桂,地龟猪髓合之宜。

增液汤 (《温病条辨》) 温热便秘

增液汤中参地冬,鲜乌或入润肠通;
黄龙汤用大承气,甘桔参归妙不同。

济川煎 (《景岳全书》) 肾虚便秘

济川归膝肉苁蓉,泽泻升麻枳壳从;
肾虚津亏肠中燥,寓通于补法堪宗。

十一、泻火之剂

紫雪丹 (《局方》) 烦热发狂

紫雪犀羚朱朴硝,硝磁寒水滑和膏;
丁沉木麝升玄草,更用赤金法亦超。

至宝丹 (《局方》) 神昏谵语

至宝朱砂麝息香,雄黄犀角与牛黄;
金银二箔兼龙脑,琥珀还同玳瑁良。

万氏牛黄丸 (万全) 邪入心包,神识昏迷

万氏牛黄丸最精,芩连栀子郁砂并;

或加雄角珠冰麝，退热清心力更宏。

玉女煎（张景岳）养液清胃

玉女煎中地膝兼，石膏知母麦冬全；
阴虚胃火牙疼效，去膝地生温热痊。

清瘟败毒饮（《疫疹一得》）时行瘟疫

清瘟败毒地连芩，丹石栀甘竹叶寻；
犀角玄翘知芍桔，瘟邪泻毒亦滋阴。

化斑汤（《温病条辨》）温邪发斑

化斑汤用石膏元，粳米甘犀知母存；
或入银丹大青地，温邪斑毒治神昏。

神犀丹（《温热经纬》）谵语发斑

神犀丹内用犀芩，玄参菖蒲生地群；
豉粉银翘蓝紫草，温邪暑疫有奇勋。

青蒿鳖甲汤（《温病条辨》）养阴透热

青蒿鳖甲知地丹，阴分伏热此方攀；
夜热早凉无汗者，从里达表服之安。

十二、除痰之剂

三子养亲汤（《韩氏医通》）痰火咳嗽

三子养亲痰火方，芥苏莱菔共煎汤；

外台别有茯苓饮，参术陈姜枳实尝。

指迷茯苓丸（《丹溪心法》）停痰伏饮

指迷茯苓丸最精，风化芒硝枳半并；

臂痛难移脾气阻，停痰伏饮有嘉名。

紫金锭（《片玉心书》）祛痰辟秽

紫金锭用麝朱雄，慈戟千金五倍同；

太乙玉枢名又别，祛痰逐秽及惊风。

小陷胸汤（张仲景）治小结胸

小陷胸汤连夏蒌，宽胸开结涤痰周；

邪深大陷胸汤治，甘遂硝黄一泻柔；

大陷胸丸加杏葶，项强柔痉病能休。

十枣汤（张仲景）攻泻伏饮

十枣汤中遂戟花，强人伏饮效堪夸；

控涎丹用遂戟芥，葶苈大枣亦可嘉。

千金苇茎汤（《千金要方》）肺痈

千金苇茎生薏仁，瓜瓣桃仁四味邻；
吐咳肺痈痰秽浊，凉营清气自生津。

苓桂术甘汤（张仲景）痰饮和剂

苓桂术甘痰饮尝，和之温药四般良；
雪羹定痛化痰热，海蜇荸荠共合方。

金水六君煎（《景岳全书》）肾水成痰

金水六君用二陈，再加熟地与归身；
别称神术丸苍术，大枣芝麻停饮珍。

止嗽散（《医学心悟》）祛痰止嗽

止嗽散中用白前，陈皮桔梗草荆添；
紫菀百部同蒸用，感冒咳嗽此方先。

十三、收涩之剂

桃花汤（张仲景）虚寒少阴利

桃花汤用石脂宜，粳米干姜共用之；

为涩虚寒少阴利，热邪滞下切难施。

威喜丸 (《局方》) 阳虚带浊

威喜丸治血海寒，梦遗带浊服之安；
茯苓煮晒和黄蜡，每日空心嚼一丸。

济生乌梅丸 (《济生方》) 便血

济生乌梅与僵蚕，共末为丸好醋参；
便血淋漓颇难治，醋吞惟有此方堪。

封髓丹 (《奇效良方》) 梦遗失精

失精梦遗封髓丹，砂仁黄柏草和丸；
大封大固春常在，巧夺先天服自安。

十四、杀虫之剂

集效丸 (《三因方》) 杀虫

集效姜附与槟黄，芜荑诃鹤木香当；
雄槟丸内白矾入，虫啮攻疼均可尝。

十五、痈疡之剂

醒消丸（《外科全生集》）阳痈

醒消乳没麝雄黄，专为大痈红肿尝；
每服三钱陈酒化，醉眠取汗是良方。

小金丹（《外科全生集》）阴疽痰核

小金专主治阴疽，鳖麝乌龙灵乳储；
墨炭胶香归没药，阴疮流注乳痈除。

梅花点舌丹（《外科全生集》）疔疮发背

梅花点舌用三香，冰片硼珠朱二黄；
没药熊葶蟾血竭，一丸酒化此方良。

保安万灵丹（《外科正宗》）阴疽、鹤膝风

万灵归术与三乌，辛草荆防芎活俱；
天斛雄麻全蝎共，阴疽鹤膝湿痹须。

蟾酥丸（《外科正宗》）疔疮发背，乳痈

蟾酥丸用麝蜗牛，乳没朱雄轻粉俦；
铜绿二矾寒水石，疔疮发背乳痈瘳。

一粒珠（《良方集腋》）痈疽发背

一粒珠中犀甲冰，珍朱雄麝合之能；
痈疽发背无名毒，酒化一丸力自胜。

六神丸（《雷允上诵芬堂方》）烂喉痧

六神丸治烂喉痧，每服十丸效可夸；
珠粉腰黄冰片麝，牛黄还与蟾酥加。

阳和汤（《外科全生集》）一切阴疽

阳和汤法解寒凝，外症虚寒色属阴；
熟地鹿胶姜炭桂，麻黄白芥草相承。

十六、经产之剂

交加散（《妇人良方》）调和气血

交加散用姜地捣，二汁交拌各自炒；
姜不辛散地不寒，产后伏热此为宝。

天仙藤散（《妇人良方》）子气

天仙藤散治子气，香附陈甘乌药继；
再入木瓜苏叶姜，足浮喘闷此方贵。

白术散（《全生指迷方》）子肿

白术散中用四皮，姜陈苓腹五般奇；
妊娠水湿肢浮胀，子肿病名此可医。

竹叶汤（《证治准绳》）子烦

竹叶汤能治子烦，人参苓麦茯苓存；
有痰竹沥宜加入，胆怯闷烦自断根。

紫菀汤（《妇人良方》）子嗽

紫菀汤方治子嗽，天冬甘桔杏桑会；
更加蜂蜜竹茹煎，孕妇咳逆此为最。

失笑散（《局方》）血瘀痛

失笑蒲黄及五灵，晕平痛止积无停；
山楂二两便糖入，独圣功同更守经。

如圣散（《证治准绳》）止涩崩漏

如圣乌梅棕炭姜，三般皆煅漏崩良；
升阳举经姜栀芍，加入补中益气尝。

生化汤（《傅青主女科》）产后瘀血

生化汤宜产后尝，归芎桃草炮姜良；

倘因乳少猪蹄用，通草同煎亦妙方。

保产无忧方（《傅青主女科》）安胎保产催生

保产无忧芎芍归，荆羌芪朴菟丝依；

枳甘贝母姜蕲艾，功效称奇莫浪讥。

泰山磐石饮（《景岳全书》）安胎保产

泰山磐石八珍全，去茯加芪芩断联；

再益砂仁及糯米，妇人胎动可安痊。

抵当丸（张仲景）蓄血

抵当丸用桃仁黄，水蛭虻虫共合方；

蓄血胞宫少腹痛，破坚非此莫相当。

安胎饮子（《古方选注》）预防小产

安胎饮子建莲先，青苎还同糯米煎；

神造汤中须蟹爪，阿胶生草保安全。

固冲汤（《医学衷中参西录》）血崩

固冲汤中芪术龙，牡蛎海蛸五倍同；

茜草山萸棕炭芍，益气止血治血崩。

十七、幼科

回春丹（《验方》）清热安神，化痰开窍

回春丹用附雄黄，冰麝羌防蛇蝎襄；

朱贝竺黄天胆共，犀黄蚕草钩藤良。

抱龙丸（《卫生宝鉴》）化痰镇惊

抱龙星麝竺雄黄，加入辰砂痰热尝；

琥珀抱龙星草枳，芩淮参竺箔朱香；

牛黄抱龙星辰蝎，芩竺腰黄珀麝僵；

明眼三方凭选择，急惊风发保平康。

肥儿丸（《医宗金鉴》）脾疳

肥儿丸用术参甘，麦曲荟芩楂二连；

更合使君研细末，为丸儿服自安然；

验方别用内朴朴，苓术青陈豆麦联；

槟曲蟾虫连楂合，砂仁加入积消痊。

八珍糕　补虚健脾

八珍糕与小儿宜，参术苓陈豆薏依；

淮药芡莲糯粳米，健脾益胃又何疑。

保赤丹（《古今医方集成》）痰涎壅滞

保赤丹中巴豆霜，朱砂神曲胆星尝；

小儿急慢惊风发，每服三丸自不妨。